건강하게 오래 살려면
종아리를 주물러라

NAGAIKISHITAKERYA FUKURAHAGI WO MOMINASAI
ⓒ YUTAKA ONIKI 2013
ⓒ TAKAKO MAKI 2013
Originally published in Japan in 2013 by Ascom Inc., TOKYO,
Korean translation rights arranged with Ascom Inc., TOKYO,
through TOHAN CORPORATION, TOKYO, and EntersKorea Co., Ltd., SEOUL.

이 책의 한국어판 저작권은 (주)엔터스코리아를 통해
저작권자와 독점 계약한 나라원에 있습니다.
저작권법에 의하여 한국 내에서 보호를 받는 저작물이므로
무단전재와 무단복제를 금합니다.

건강하게 오래 살려면
종아리를 주물러라

오니키 유타카 감수 | 마키 다카코 지음 | 은영미 옮김

나라원

:: 프롤로그

오래 사는 사람의 종아리는
어떤 상태일까?

먼저 자신의 종아리를 손으로 만져보자. 감촉이 어떤가?

몸도 마음도 건강하고, 밤에 잠도 잘 자는 사람의 종아리는 따뜻하고 부드럽고 탄력이 있다.

그와는 반대로 '종아리가 손바닥보다 차갑다', '탄력이 없이 흐물흐물하다', '딱딱하게 굳어 있다', '빵빵하게 부어 있다', '안쪽에 멍울 같은 것이 만져진다', '손가락으로 누르면 흔적이 쉽게 사라지지 않는다' ……. 이런 경우는 몸 어딘가에 이상이 있거나 심적으로 고민이나 스트레스가 많을 가능성이 있다.

그 상태에서 종아리 전체를 1분 정도 문질러보자. 곧바로 발끝이 따뜻해지고 등이 서서히 따뜻해지는 것을 느낄 것이다.

그렇다면 종아리를 주무르기만 해도 건강 상태를 짐작할 수 있고, 몸이 따뜻해지는 이유는 무엇일까?

그것은 종아리 근육의 기능 덕분에 혈액이 온몸을 원활하게 돌기 때문이다.

우리 몸의 혈액은 중력으로 인해 약 70%가 하체에 집중된다. 종아리는 위에서 아래로 내려오는 혈액을 받아 중력을 거슬러 밤낮을 가리지 않고 쉼 없이 심장으로 되돌려 보내는 펌프 작용을 하고 있다. 그래서 종아리는 '제2의 심장'이라고 불릴 만큼 중요한 근육기관이다.

앉아 있는 시간이 길면 심장병에 걸린다

그러나 종아리의 펌프 기능이 약해지면 혈액은 다리에 고여 더 이상 위로 흘러가지 못한다. 이 상태가 우리 몸을 얼마나 큰 위험에 빠트리는지 잘 알 수 있게 하는 것이 '이코노미클래스증후군(Economy Class Syndrome)' 즉 '혈행혈전증' 혹은 '심부정맥혈전증'이라고 불리는 증상이다.

예를 들어 비행기나 자동차의 좁은 좌석에 같은 자세로 오래 앉아 있으면 혈류가 정체되어 무릎 안쪽 등의 정맥에 작은 핏덩어리인 혈전이 생길 수가 있다. 그 상태에서 자리에서 갑자기 일어섰을 때 이 핏덩어리가 폐로 솟구쳐 혈관을 막아버리는 병이 이코노미클래스증후군이다.

이 질병은 일본 나리타공항에서만도 매년 약 150건이나 발생하고 있고, 그 가운데 몇 명은 목숨을 잃기도 했다.

실제로 초음파를 이용해 실험한 결과, 의자에 앉은 지 30분 후 종아리 상부의 혈류 속도가 앉기 전에 비해 자그마치 절반으로 줄어드는 것을 확인했다고 한다.

그래서 각 항공회사에서는 종아리를 자극하면 혈류가 원활해지기 때문에 장시간 비행 때는 무릎에서부터 아래까지 스트레칭을 꼭 하라고 권장하고 있다.

종아리가 약해졌을 때 발생하는 폐해는 그뿐만이 아니다.

집에서나 회사에서 한 자세로 앉아 있는 시간이 길거나, 운동이 부족하거나 반대로 운동을 지나치게 하면 종아리 근육이 쉽게 피로하게 되며, 냉방 시설에 자주 노출되는 등 냉증에 걸리기 쉬운 생활을 지속하면 종아리 근육의 기능은 더더욱 떨어진다. 그랬을 때 혈전이 쉽게 생기게 되고 혈관 기능도 쇠퇴해 뇌경색이나 심장병 같은 무서운 질병을 유발하기도 한다.

종아리만 주물러도 몸이 따뜻해지고 면역력이 향상된다!

요즘 평소 체온이 36도를 밑도는 저체온인 사람이 남녀노소를 막론하고 증가하고 있다.

예부터 냉증은 만병의 근원이라고 했으며, 현대 의학에서도 체온이 1도 내려가면 면역력은 30% 이상, 기초대사도 10% 이상 떨어진다고 말하고 있다.

냉증의 근본 원인은 혈류 정체에 있다.

강물도 잘 흐르지 못하고 정체되면 탁해지듯이, 혈액이 원활하게 흐르지 못하면 영양과 호르몬이 정체되고, 혈액이 온몸 구석구석까지 이르지 못해 몸이 차가워지게 된다.

그로 인해 위장과 심장, 신장도 원활하게 활동하지 못하고 면역력이 떨어져 감기에 쉽게 걸리며, 암세포도 활발하게 자라게 된다. 또 지방과 노폐물이 쌓여 잘 붓거나 살이 쉽게 찌기도 하고, 몸 이곳저곳에 이상이 생겨 아프고 피부는 탁해지며 머리카락도 푸석푸석해지게 된다.

그렇다면 혈류를 원활하게 하고 몸을 따뜻하게 하려면 어떻게 해야 할까?

방법은 간단하다. 종아리를 매일 정성껏 마사지해주기만 하면 된다. 이렇게만 해도 자율신경이 원활하게 조절되고 면역력도 한층 높아진다.

만병을 막아주는 장수 마사지

종아리마사지요법을 발견한 것은 외과의사인 고(故) 이시카와 요이치(石川洋一) 박사다.

그는 30년 전, 링거액이 잘 흡수되지 않는 환자가 있었는데 종아리가 이상하게 차디차서 마사지를 했다고 한다. 그러자 종아리가 따뜻해지면서 정맥주사가 잘 들어가는 것을 보고 '이런 식으로 혈류를 개선하면 모든 질병을 막을 수 있겠다'는 깨달음을 얻었다. 그 길로 메스를 내려놓고 종아리마사지요법으로 오직 한길을 걸으며 많은 치료 실적을 남겼다.

내가 원장을 맡고 있는 '신심건강당(身心健康堂)'에서는 8년 여 전부터 이시카와 박사에게 직접 전수받은 이 종아리마사지를 시술에 도입하고 있다.

많은 사람들이 냉증과 변비가 사라지고, 오랜 세월 앓아온 허리통증이 시술 2회 만에 사라졌으며 암 종양 수치가 내려가고, 살이 빠지며, 피부에 윤기가 생겼다고 말하고 있다. 잠투정이 심하던 아기가 마사지 2분 만에 쌔근쌔근 잠든 예도 있다.

이처럼 종아리 펌프는 참으로 놀라운 힘을 가지고 있다.

이 책 PART 1에서는 집에서 실천할 수 있는 종아리마사지법을 컬러 사진을 곁들여 설명하고 있다. 언제 어디에서든 실천할 수 있고 '잘 자고', '잘 배설하고', '어깨결림이 풀리는' 등의 효과를 빠르면 당장 오늘부터 체감할 수 있다. 또 PART 2, 3에서는 종아리 건강법에 대한 상세한 설명과 체험담을, PART 4 이후에서는 냉증, 면역력 저하, 비만, 고혈압, 불면, 요통 등 증상에 따른 종아리 건강법을 제안해놓았다. PART 12의 Q&A도 읽으면 큰 도움이 될 것이다.

만져보기만 해도 몸과 마음의 상태를 알 수 있고, 마사지를 꾸준히 해주면 건강이 좋아진다는 점에서 종아리는 마치 셀프닥터와 같다고도 할 수 있다.

이처럼 종아리마사지는 그야말로 건강 장수를 위한 마사지다.

매일 종아리를 만져보고, 종아리의 수고로움에 감사해하며, 종아리와 대화를 나누는 마음으로 정성껏 주물러주어 건강한 생활을 해나가기를 바란다.

종아리마사지가 건강에 미치는 효과

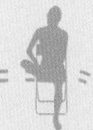

- ▶ **심장, 신장, 혈압** : 심장과 신장의 부담이 가벼워지고, 혈압이 안정된다.
- ▶ **해독작용** : 온몸에 산소와 영양 공급이 잘 되고, 노폐물이 원활하게 배출된다.
- ▶ **다이어트** : 기초대사를 높여 불필요한 지방이 쉽게 제거된다.
- ▶ **미용, 노화예방** : 세포를 젊게 해서 노화를 늦춘다.
- ▶ **자연치유력** : 병변 부위에도 혈액이 잘 공급되어 치유력을 높인다.
- ▶ **암, 감염증, 아토피, 꽃가루알레르기** : 면역력을 향상시켜 병에 잘 걸리지 않게 된다.
- ▶ **거친 피부, 기미, 탈모, 불안, 갱년기장애** : 근육과 모세혈관으로 각종 호르몬 유입을 돕게 되며, 미용과 정신 안정에 효과적이다.
- ▶ **불면증, 우울증** : 자율신경을 조절해서 불면증과 우울증 개선을 돕는다.
- ▶ **두뇌력, 치매** : 뇌세포에 혈액이 잘 공급되어 머리가 맑아지고, 치매 증상을 예방한다.
- ▶ **유아의 질병** : 아토피, 천식, 감기 예방에 효과적이며, 잠을 잘 자게 된다.

차례

프롤로그 오래 사는 사람의 종아리는 어떤 상태일까? · 4
　　　　종아리마사지가 건강에 미치는 효과 · 11
　　　　오래 살게 하는 종아리, 일찍 죽게 하는 종아리 · 16

PART 1　건강하게 오래 살게 해주는 종아리마사지법 · 17

의자에서 하는 1분간 종아리마사지 · 22
바닥에서 하는 기본 종아리마사지 · 26
다른 사람에게 해주는 종아리마사지 · 38

PART 2　왜 종아리를 주무르면 오래 살까? · 49

싫증을 잘 내는 사람도 꾸준히 할 수 있다 · 51
단 10분 마사지로 혈압수치가 내려갔다 · 52
뇌경색, 암, 불임 등 '냉증 신드롬'의 공포 · 53
종아리를 주물렀더니 링거액이 흡수되기 시작했다! · 55
하체에는 혈액의 70%가 집중되어 있다 · 57

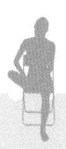

밀킹액션으로 혈액순환이 원활해진다 · 58
종아리가 뜨겁고 딱딱하면 고혈압이다? · 59
종아리가 알려주는 5가지의 이상 징후들 · 60
쥐가 잘 나는 것은 건강이 좋지 않은 증거 · 61
종아리의 힘으로 치매증상을 극복하다 · 62
복식호흡과 웃음이 치료 효과를 높인다 · 64

PART 3 종아리마사지로 병원을 멀리하게 된 체험담 · 67

냉증 제거 마사지로 다리와 허리가 따뜻해지고 변비가 사라졌다 · 69
잠투정이 심하던 두 살짜리 딸이 2분 만에 쌔근쌔근 잠들었다 · 72
마사지로 혈압이 내려가고, 1개월 만에 현기증이 사라졌다 · 74
원인을 모르던 허리, 등, 좌반신 통증이 개선되었다 · 76
3주 만에 피부가 좋아지고 얼굴도 작아지는 쁘띠 성형 효과를 봤다 · 78
10년간 앓아온 뒷목 뭉침이 해소되었다 · 80
심근 '70% 괴사'에서 사회복귀 가능, 콜레스테롤 수치도 내려갔다 · 82

PART 4 몸속부터 따뜻하게 해주는
냉증 해소법 · 85

PART 5 암세포도 물리치는
면역력 향상법 · 101

PART 6 체지방을 태워 다리를 늘씬하게 하는
다이어트법 · 111

PART 7 혈관 나이를 되돌리는
고혈압·동맥경화 개선법 · 123

PART 8 90세부터도 젊음을 되찾아주는
노화방지법 · 137

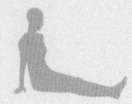

PART 9 통증과 피로를 없애주는
허리통증·무릎통증·어깨결림 치료법 · 145

PART 10 호르몬 균형을 바로잡는
불면증·우울증 치료법 · 155

PART 11 알레르기 치료를 도와주는
아토피·꽃가루알레르기·천식 개선법 · 165

PART 12 건강하게 오래 살기 위한
종아리마사지 1문1답 · 171

감수자의 말 종아리마사지의 불가사의한 힘 · 186

✓ **오래 살게 하는 종아리,
일찍 죽게 하는 종아리**

•오래 살게 하는 종아리   check ☐

- 차갑거나 열이 없이 적당히 따뜻하다 ☐
- 고무공처럼 탄력이 있다 ☐
- 갓 쪄낸 찰떡처럼 부드럽다 ☐
- 피부가 팽팽하다 ☐
- 속에 멍울이 없다 ☐
- 손으로 눌렀을 때 아픈 데가 없다 ☐
- 손으로 눌렀다 떼면 금방 원상태로 돌아온다 ☐
- 통증이나 피로감이 없다 ☐

•일찍 죽게 하는 종아리   check ☐

- 손바닥보다 차갑다 ☐
- 열이 나듯 뜨겁다 ☐
- 탄력이 없이 흐물흐물하다 ☐
- 딱딱하게 굳어 있다 ☐
- 빵빵하게 부어 있다 ☐
- 속에 멍울이 있다 ☐
- 누르면 아픈 데가 있다 ☐
- 손으로 눌렀다 떼면 자국이 오래 간다 ☐

PART
1

건강하게 오래 살게 해주는 종아리마사지법

먼저 의자나 바닥에서 할 수 있는
기본적인 종아리마사지법과
다른 사람에게 해줄 수 있는 마사지를 습득하자.
하루에 1~2분이라도 꾸준히 해보면
몸이 달라지는 것을 느낄 수 있을 것이다.
일하는 틈틈이 혹은 목욕할 때나 목욕한 후에,
잠자기 전이나 아침에 자고 있어났을 때 등,
습관화하기 쉬운 시간을 찾아
이 닦기처럼 당연한 일과로 만들어보자.

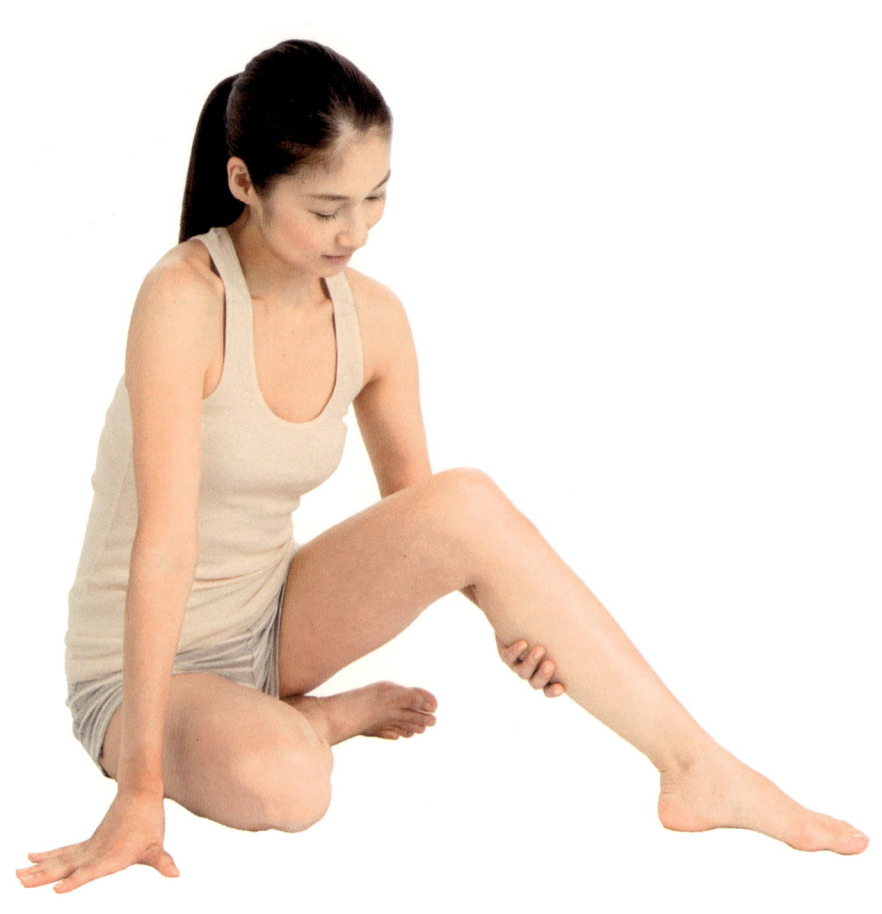

✓ 종아리마사지의 포인트

Point 1
혈액을 심장으로 돌려보낸다는 느낌으로,
반드시 **아킬레스건에서부터 무릎 안쪽을 향해** 주무른다.

Point 2
마사지를 할 때는 **복식호흡**을 한다.
배를 집어넣으면서 숨을 내쉴 때 손가락으로 누르고,
손가락의 힘을 빼면서 숨을 들이마신다.
조급해하지 말고 천천히, 느긋하게 한다.

Point 3
약간 아프지만 기분 좋은 강도로 주무른다.
종아리가 굳어 있는 사람은 처음부터 너무 힘주어 주무르지 말고
가볍게 문지르는 정도로 시작한다.
즐거운 마음으로 하면 근육의 긴장이 풀려서 효과가 더 좋다.

Point 4
목욕을 마친 후나 종아리가 따뜻해 있을 때 하면 더 효과적이다.
언제 어디서든, 하루에 몇 번을 하든 상관없다.
하지만 아프거나 고통스러우면 억지로 하지 말고 바로 멈춘다.

Point 5
마사지를 하면 땀이나 소변이 잘 배출되기 때문에
마사지 전후에 **미지근한 물**을 마신다.

✓ 증상에 따른 마사지 방법

이시카와 박사의 의학 지식과 임상 경험에 따라 증상별로 주물러야 할 종아리 부위다.

기본적으로는 각각 안쪽, 중앙, 바깥쪽을 마사지하는데 냉증이 심한 사람은 안쪽을 주무르고, 두통이나 허리통증이 있으면 바깥쪽과 중앙을 주무른다.

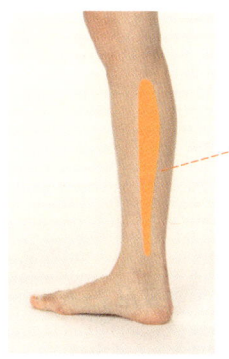

안쪽(엄지발가락 쪽)

냉증, 생리불순, 변비, 호르몬 불균형, 갱년기장애, 배뇨 곤란, 간 등의 이상 증세

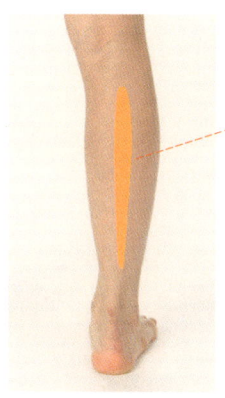

아킬레스건에서 중앙

가슴 두근거림, 불면증, 불안, 호흡곤란, 두통, 좌골신경통, 허리통증, 부종, 방광염, 가슴통증 등의 이상 증세

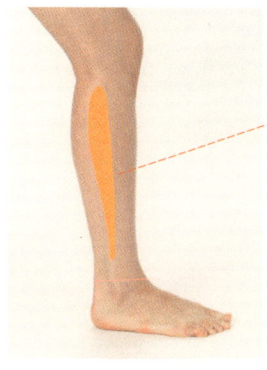

바깥쪽(새끼발가락 쪽)

두통, 목통증, 어깨결림, 허리통증, 현기증, 귀 울림, 늑간신경통, 무릎통증 등의 이상 증세

✓ 의자에서 하는
1분간 종아리마사지

이 마사지는 집이나 자동차, 사무실 의자에서도 순식간에 혈류를 향상시킨다. 컴퓨터나 TV 앞에서, 혹은 자동차 안에서 같은 자세로 가만히 앉아 있는 시간(혈류가 정체되어 있는 시간)이 긴 현대인은 몸이 필연적으로 차가워질 수밖에 없다.

먼저 의자에 앉아 있을 때 언제라도 할 수 있는 종아리마사지를 기억해두자. **한쪽 다리에 30초씩 총 1분**이면 충분하다. 일하는 틈틈이, 또는 TV를 보면서 하는데 하루에 몇 번 반복해주면 더 좋다. 마사지를 하고 나면 저절로 기분도 좋아지고 건강에 좋은 습관이 되어 날로 몸이 건강해짐을 느낄 것이다.

기본 의자마사지 1
손을 쓰지 않고 주무르기

Point 1 양손으로 의자 바닥의 뒤쪽을 잡는다.

Point 2 왼쪽 무릎에 오른쪽 종아리를 가볍게 얹는다.

Point 3 그대로 오른쪽 다리를 위아래로 움직여 종아리 중앙을 마사지한다.

Point 4 종아리 바깥쪽과 안쪽도 각각 위아래로 움직인다.

Point 5 익숙해지면 위아래로 움직이면서 발목을 돌린다. 이렇게 하면 혈액순환이 훨씬 잘 된다.

Point 6 왼쪽 종아리도 똑같이 한다.

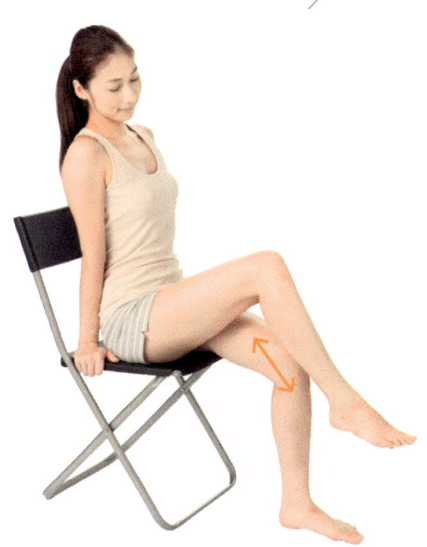

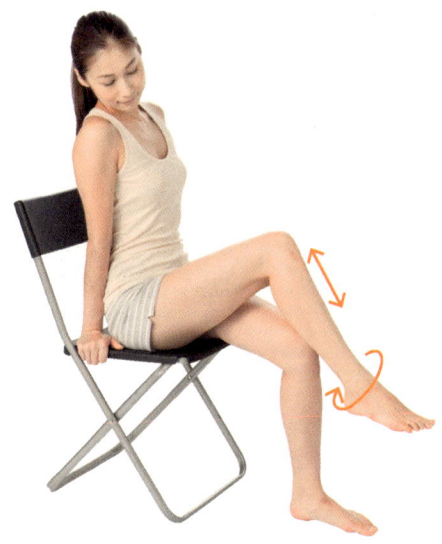

기본 의자마사지 2
다리를 들어올려서 주무르기

Point 1 오른쪽 다리를 의자에 올려서 가슴으로 안고, 양손으로 아킬레스건에서 무릎 안쪽을 향해 주무른다.

Point 2 종아리 중앙은 양 엄지손가락을 겹쳐서 주무르는데, 안쪽과 바깥쪽은 각각 좌우 엄지손가락을 대고 주무른다.

Point 3 왼쪽 종아리도 똑같이 한다.

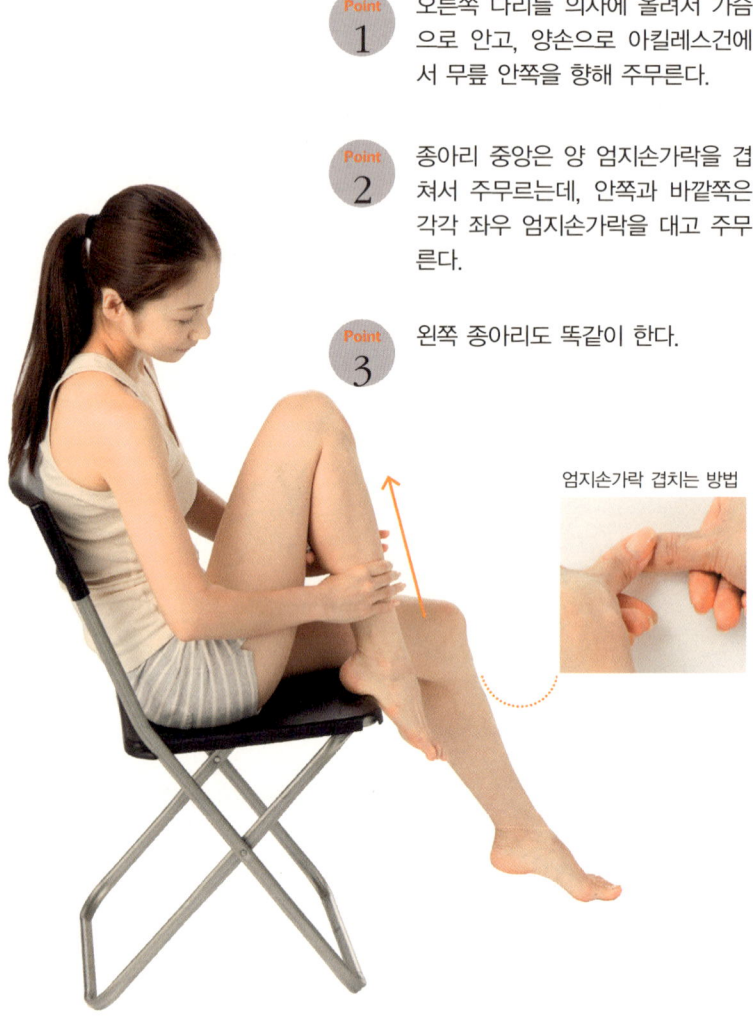

엄지손가락 겹치는 방법

기본 의자마사지 3
한쪽 책상다리자세로 주무르기

Point 1 오른쪽 다리를 왼쪽 허벅지에 올려서 한쪽만 책상다리자세로 앉는다.

Point 2 왼손으로 발목을 잡고, 오른손으로 아킬레스건에서 무릎 안쪽 방향으로 주무른다.

Point 3 종아리 안쪽, 중앙, 바깥쪽으로 나눠서 각각 주물러 풀어주면 효과적이다.

Point 4 왼쪽 종아리도 똑같이 한다.

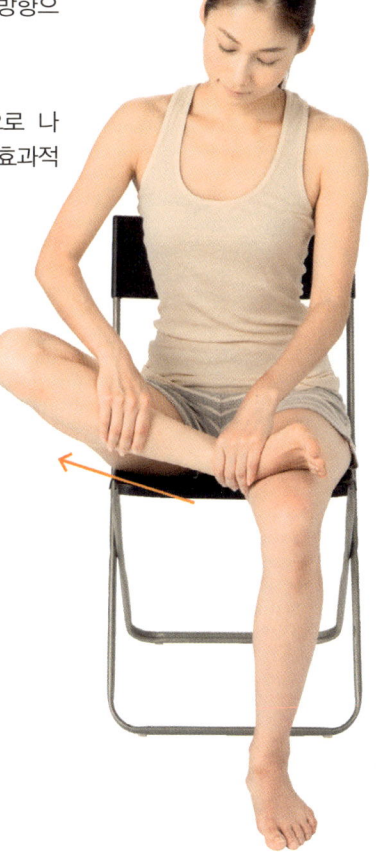

✓ 바닥에서 하는 기본 종아리마사지

22페이지에서 설명한 마사지로 종아리의 혈액이 잘 순환되는 것을 체감했으면, 목욕을 끝낸 후나 잠자기 전에 바닥에 앉아 스트레칭부터 시작해서 기본 종아리마사지를 해보자.

각각의 동작을 **매일 3~10회씩** 반복하는 것이 이상적이지만, 처음에는 쉬운 동작을 선택하되 횟수는 종아리가 아프지 않을 정도로만 한다.

일주일에 2~3회만 해봐도 몸 상태가 좋아지는 것을 느낄 수 있을 것이다.

스트레칭 1
발목을 당겼다가 늘여주기

바닥에 앉은 후 양손바닥을 바닥에 대고 다리를 쭉 편다.

배를 집어넣고 숨을 내쉬면서 발끝을 바닥 쪽으로 내린다. 다리에 쥐가 나지 않도록 무리하지 않게 천천히 내린다.

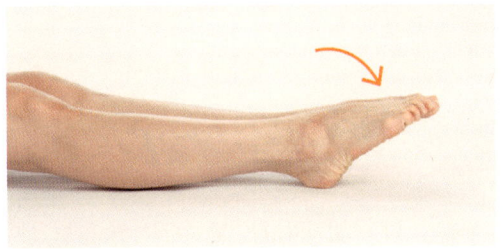

배를 내밀고 숨을 들이마시면서 발끝을 세우는데, 이때 발바닥과 바닥이 직각에 가깝게 세운다.

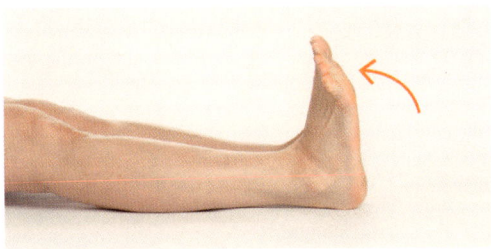

스트레칭 2
발가락 사이를 벌렸다가 오므리기

 양발의 다섯 발가락을 주먹을 쥐듯이 오므린다.

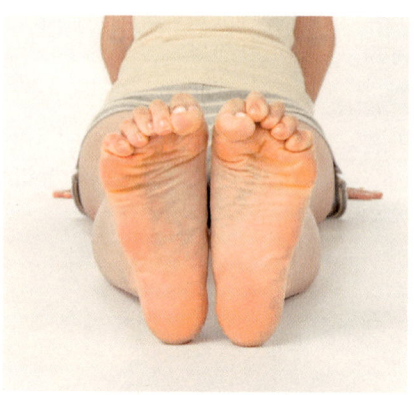

 다섯 발가락 사이를 무리하지 않는 선에서 활짝 벌린다.

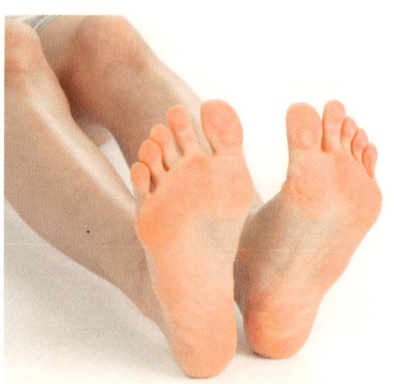

스트레칭 3
발목 돌리기

Point 1 오른쪽 발목을 왼쪽 허벅지에 올리고, 오른손으로 발목을 잡는다. 왼쪽 다섯 손가락과 오른쪽 다섯 발가락을 맞잡고, 발목을 천천히 돌린다.

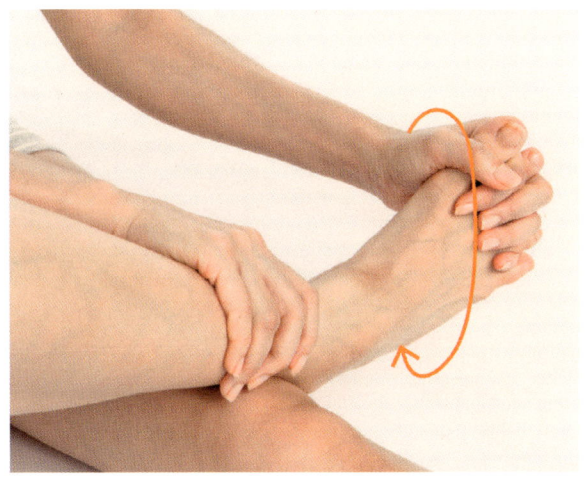

Point 2 왼쪽 발도 똑같이 한다.

기본 마사지 1
종아리를 문지르고, 주무르고, 두드리기

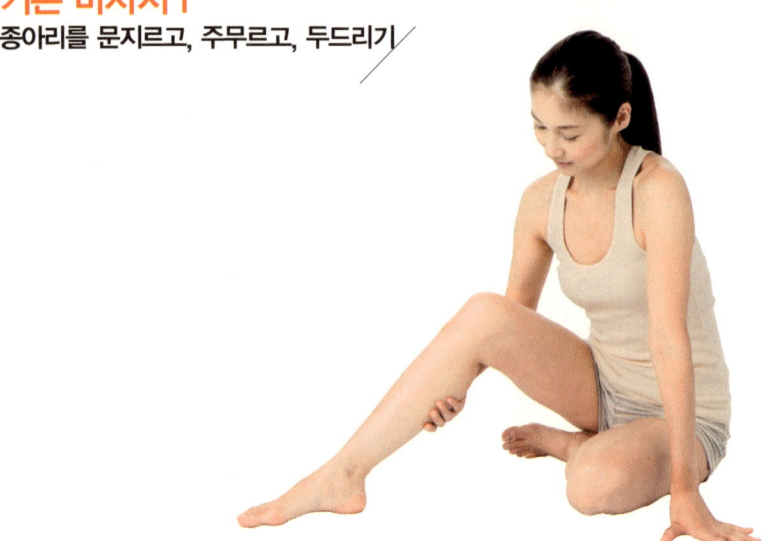

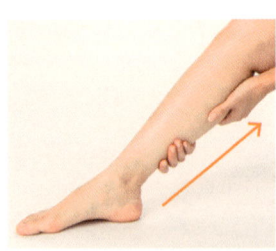

오른쪽 무릎을 세운다. 왼손바닥을 아킬레스건에 대고 무릎 안쪽을 향해 종아리를 천천히 문지른다.

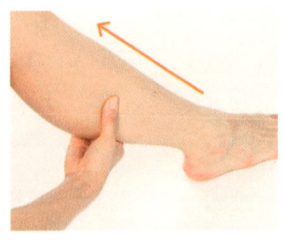

오른손으로 종아리를 잡고, 아래에서 위로 주무르며 올라간다.

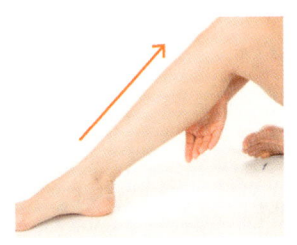

오른손바닥으로 종아리 전체를 아래에서 위로 가볍게 두드린다.

왼쪽 종아리도 똑같이 한다.

기본 마사지 2
종아리 안쪽 근육 자극하기

Point 1 오른쪽 발바닥을 왼쪽 무릎 측면에 대고, 종아리 안쪽을 위로 향하게 한다.

Point 2 양 엄지손가락을 겹쳐서 안쪽 복사뼈에 댄다.

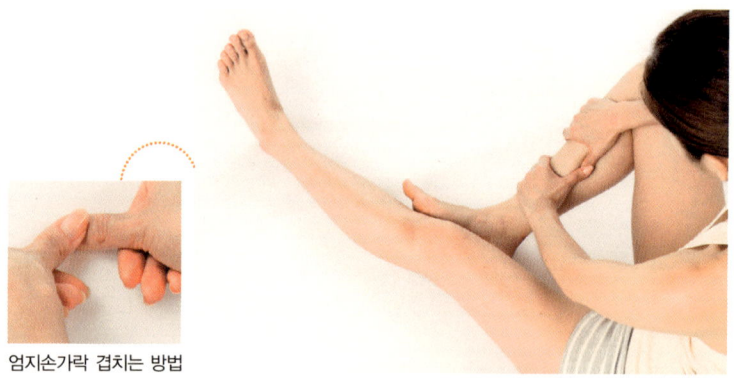

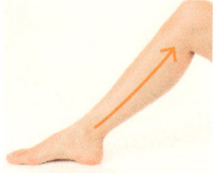

엄지손가락 겹치는 방법

Point 3 체중을 실으면서 안쪽 종아리뼈 가장자리를 따라 무릎 안쪽까지 근육을 천천히 누르며 올라간다. 사진 속 화살표처럼 반드시 위쪽으로 향한다.

Point 4 무릎 안쪽까지 왔으면 다시 안쪽 복사뼈로 돌아가 반복한다.

Point 5 왼쪽 종아리도 똑같이 한다.

기본 마사지 3
종아리 가운데 근육 자극하기

Point 1 오른쪽 무릎을 세우고 양손으로 종아리를 잡고 양 엄지손가락을 겹친다.

Point 2 아킬레스건에서 무릎 안쪽을 향해 양손으로 누르며 올라간다.

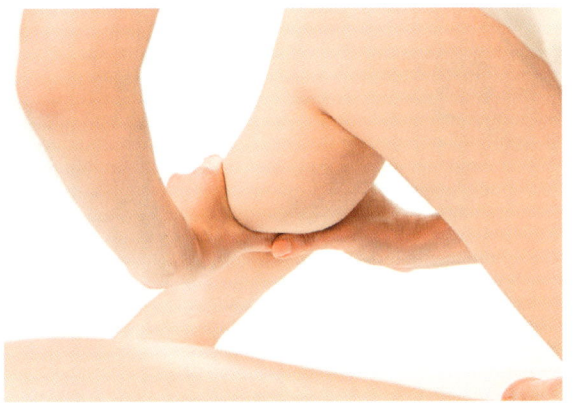

Point 3 무릎 안쪽까지 왔으면 다시 발목으로 돌아가 반복한다.

Point 4 왼쪽 종아리도 똑같이 한다.

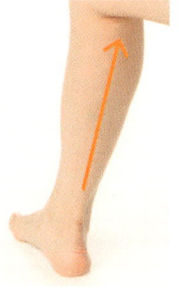

기본 마사지 4
종아리 바깥쪽 근육 자극하기

Point 1 다리를 오른쪽으로 향하게 앉아 오른쪽 다리 안쪽을 바닥에 붙인다.

Point 2 양 엄지손가락을 겹쳐서 바깥쪽 복사뼈에 댄다.

Point 3 체중을 실으면서 바깥쪽 종아리 뼈 가장자리를 따라 무릎 안쪽까지 근육을 천천히 누르며 올라간다.

Point 4 무릎 안쪽까지 왔으면 다시 바깥쪽 복사뼈로 돌아가 반복한다.

Point 5 왼쪽 종아리도 똑같이 한다.

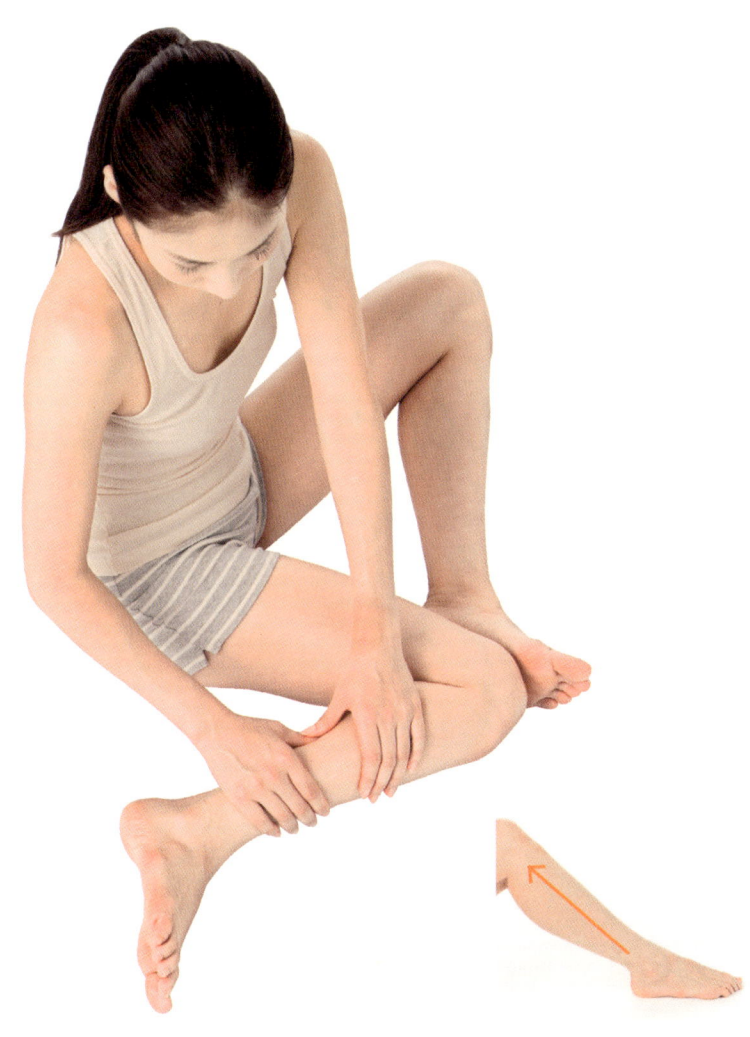

PART 1. 건강하게 오래 살게 해주는 종아리마사지법 35

마무리 스트레칭 1
아킬레스건 풀어주기

 오른쪽 무릎을 세우고 가슴 쪽으로 끌어당긴다.

 아킬레스건에서 종아리 아래 1/3 정도까지 오른손으로 부드러워질 때까지 주물러 풀어준다.

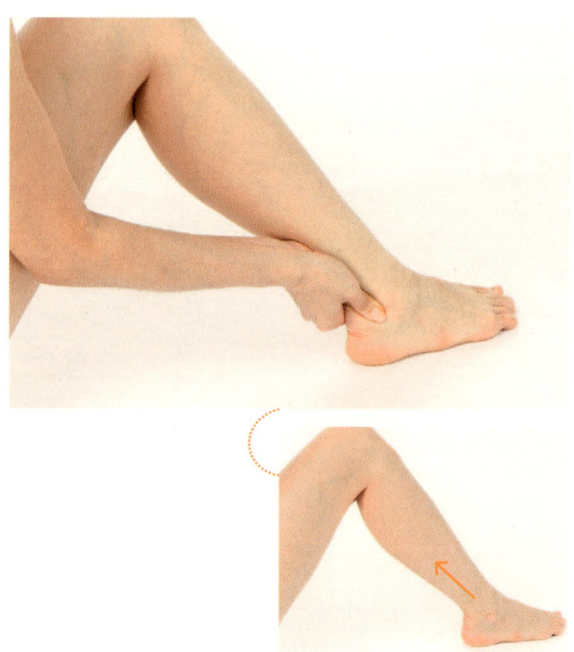

 왼쪽 종아리도 똑같이 한다.

마무리 스트레칭 2
아킬레스건과 종아리 늘여주기

Point 1 벽에 양손을 댄 후, 왼쪽 다리를 앞으로 빼고 오른쪽 다리는 뒤로 쭉 편다.

Point 2 양쪽 발바닥을 지면에 대고, 아킬레스건과 종아리를 쭉 늘인 채 천천히 10초를 센다.

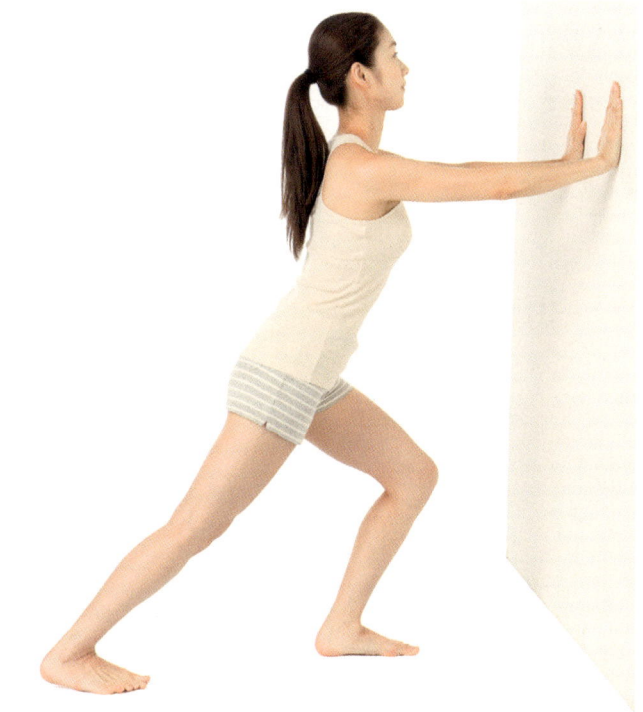

Point 3 좌우 다리를 번갈아 가며 똑같이 한다.

✓ 다른 사람에게 해주는 종아리마사지

가족이나 가까운 사람 중에 몸에 이상이 있는 사람을 **엎드리게 한 후 종아리를 주무른다**.

정강이 밑에 수건을 깔면 자세가 좀 더 안정이 된다.

양손을 사용할 경우에는 엄지손가락을 겹쳐서 체중을 실어가며 누른다. 손톱을 세우거나 너무 심하게 눌러서 아프게 하면 좋지 않다.

젖먹이 아기도 생후 4개월 이상만 되면 가능한데, 부드럽게 문질러주기만 해도 충분히 효과가 있다.

이 마사지는 어디까지나 건강을 위한 것이므로 어른이든 아이든 상대가 싫어하거나 아파하면 곧바로 멈춘다.

다른 사람에게 해주는 기본 마사지 1
문질러서 혈류를 원활하게 한다

Point 1 왼손으로 오른쪽 발목을 잡고, 오른손으로 아킬레스건에서 무릎 안쪽에 걸쳐 약간 강하게 문지른다.

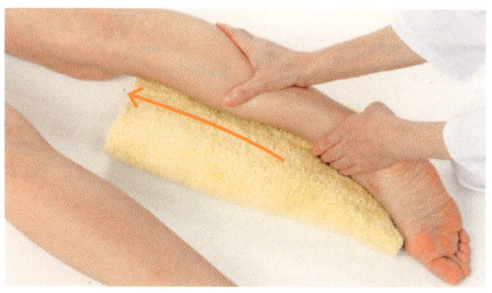

Point 2 무릎 안쪽까지 왔으면 다시 아킬레스건으로 돌아가 반복한다. 반드시 심장 쪽을 향해 문지른다.

Point 3 손의 위치를 바꿔서 종아리 안쪽과 바깥쪽도 빠짐없이 문지른다.

Point 4 무릎 아래쪽을 살짝 들어올린 후 종아리 중앙은 손바닥으로, 안쪽과 바깥쪽은 가볍게 잡듯이 해서 심장 쪽을 향해 문지른다.

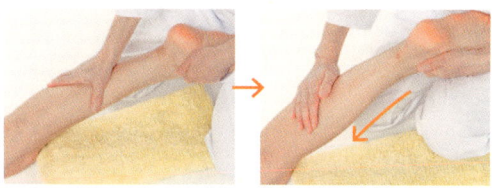

Point 5 왼쪽 종아리도 똑같이 한다.

다른 사람에게 해주는 기본 마사지 2
가볍게 집듯이 주무른다

 Point 1 양손으로 근육을 집어 올린다는 느낌으로 오른쪽 종아리를 아킬레스건에서부터 무릎 안쪽에 걸쳐 가볍게 주물러 올라간다. 안쪽, 중앙, 바깥쪽도 각각 주무른다.

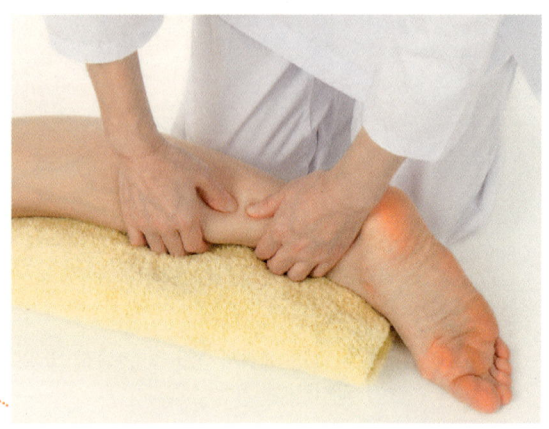

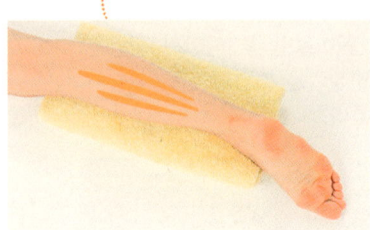

종아리 안쪽, 중앙, 바깥쪽

 Point 2 왼쪽 종아리도 똑같이 한다.

다른 사람에게 해주는 기본 마사지 3
주먹밥을 쥐듯이 주무른다

 주먹밥을 쥐는 정도의 강도로 양손으로 오른쪽 종아리를 가볍게 잡는다.

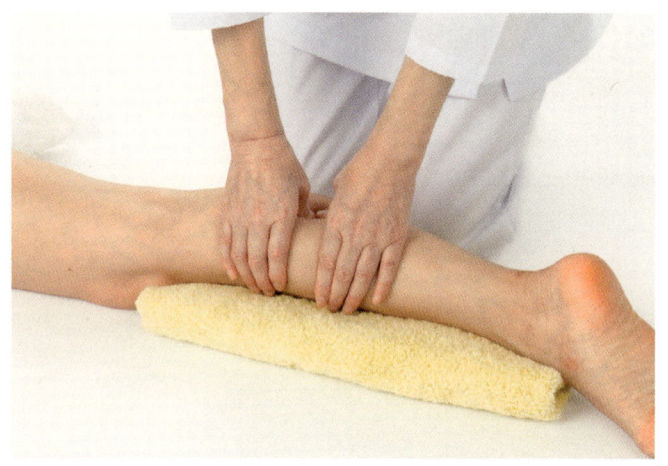

 아킬레스건에서 무릎 안쪽까지 안쪽, 중앙, 바깥쪽을 각각 부드럽고 깊게 주무른다.

 왼쪽 종아리도 똑같이 한다.

다른 사람에게 해주는 기본 마사지 4
체중을 실으면서 누른다

 먼저 오른쪽 종아리 중앙을 누르는데, 아킬레스건에서 무릎 안쪽까지의 근육을 지그시 누르며 올라간다. 이때 양 엄지손가락을 겹치되 체중을 실어서 누른다.

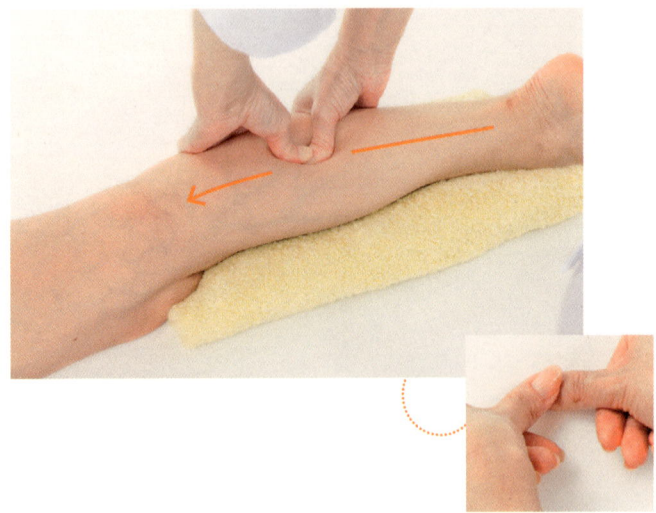

엄지손가락 겹치는 방법

 무릎 안쪽까지 왔으면 다시 아킬레스건으로 돌아가 반복한다.

종아리 안쪽과 바깥쪽은 뼛속 가장자리를 따라서 누르며 올라간다.

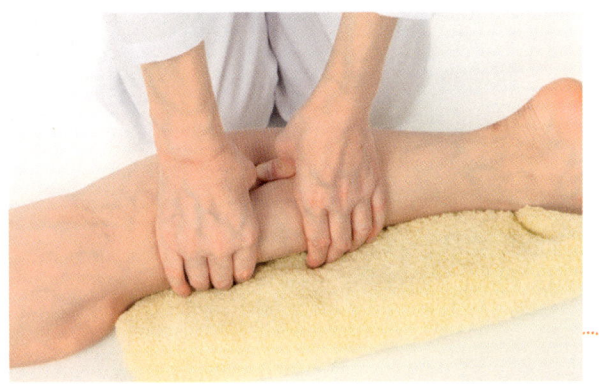

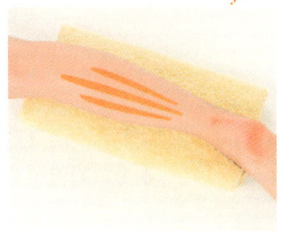

 왼쪽 종아리도 똑같이 한다.

다른 사람에게 해주는 마무리 마사지 1
종아리 전체를 풀어준다

Point 1 오른쪽 무릎을 바닥에서 약 60도 정도 들어올려서 왼손으로 받치고, 오른손으로 종아리 전체를 주물러 풀어준다.

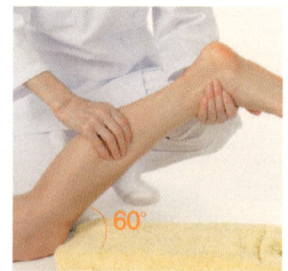

Point 2 각도를 더 올려서 혈액을 심장으로 되돌려 보내는 느낌으로 천천히 마사지한다.

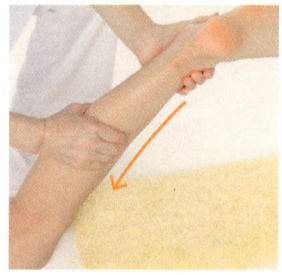

Point 3 발가락 끝과 마주하도록 앉아 종아리를 쓰다듬어 내리듯이 문지르기도 하고, 가볍게 두드리기도 하며 종아리 전체를 흔들어 털어주면 근육이 더 유연해진다.

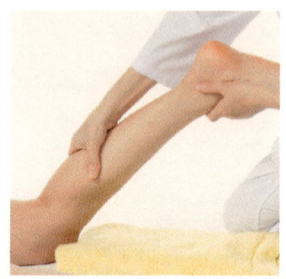

Point 4 왼쪽 종아리도 똑같이 한다.

다른 사람에게 해주는 마무리 마사지 2
아킬레스건을 풀어준다

오른쪽 무릎에서 아래쪽을 왼손으로 들어올린다.

아킬레스건에서 종아리 아래 1/3 정도까지를 오른손으로 부드러워질 때까지 주물러서 풀어준다.

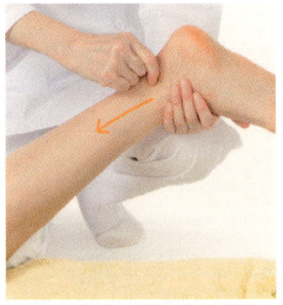 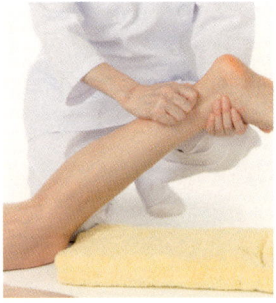

왼쪽 종아리도 똑같이 한다.

✓ 종아리마사지 체험자의 생생한 목소리

두 살짜리 딸이 잠투정이 너무 심해서 애를 태우곤 했었죠. 종아리를 주물렀더니 파닥거리던 다리가 1분 만에 조용해지더니 2분 후에는 쌔근쌔근 잠이 들더군요. 지금은 제 스스로 다리를 내밀며 주물러 달라고 해요.
(30대 회사원)

저는 심근경색으로 쓰러졌는데 심장근육 절반 이상이 제 기능을 하지 못하고 있다고 해서 요양을 하는 중이었습니다. 심장 질환에는 종아리마사지가 좋다는 말을 듣고 주로 집에서 하루 2번씩 마사지를 했습니다. 그랬더니 심전도뿐만 아니라 콜레스테롤 수치도 개선되었어요. 머지않아 사회로 복귀할 수 있을 것 같습니다.
(50대 회사원)

허리통증과 무릎통증, 어깨결림 때문에 20년 이상이나 온갖 치료란 치료는 다 받아보았지만 전혀 변화가 없더군요. 그런데 종아리를 주물렀더니 아픈 곳을 직접 주무른 게 아닌데도 통증이나 뭉침이 말끔히 개선되었어요. 정말 놀라지 않을 수 없네요. (50대 공예가)

남편이 얼마 전에 설암 수술을 받았습니다. 얼굴이 퉁퉁 부어오르길래 종아리를 주물렀더니 그 다음날 부기가 완전히 빠지고 없더군요. 감탄하지 않을 수 없었습니다. (40대 여사무원)

매일 밤 다리가 뻣뻣해지면서 쥐가 나곤 했어요. 종아리마사지를 몇 번 했더니 더 이상 다리에 쥐가 나지 않음은 물론, 흐물흐물했던 종아리에 탄력이 생기더군요. (60대 주부)

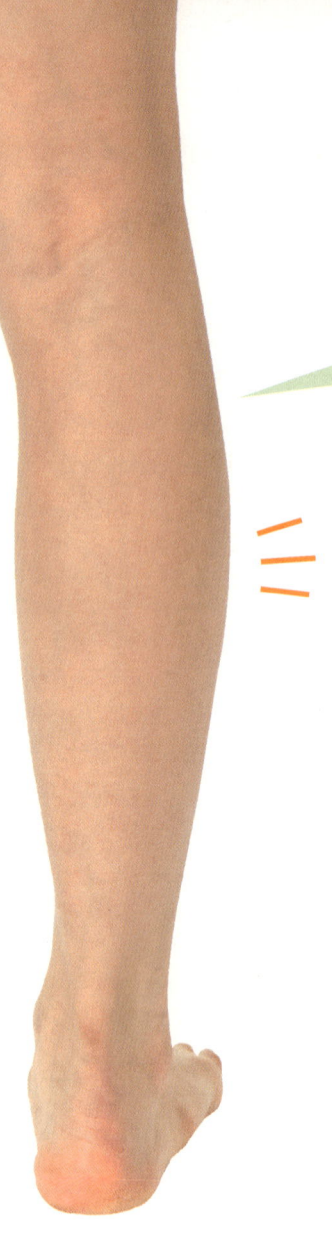

종아리를 주무르면
혈액이 원활하게 흐르고,
기분이 좋아지며 상쾌해지고,
활기가 생기며 건강해진다.

PART 2

왜 종아리를 주무르면 오래 살까?

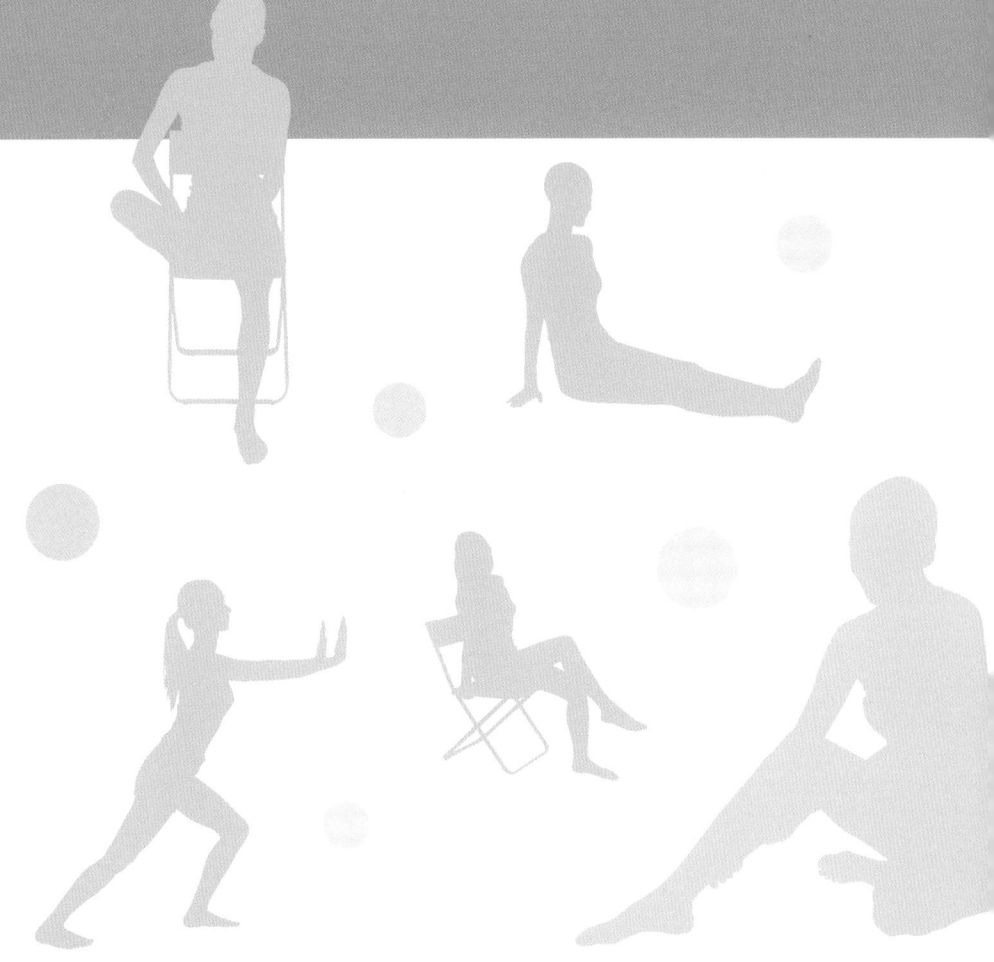

싫증을 잘 내는 사람도 꾸준히 할 수 있다

종아리를 정성껏 마사지하면 혈액순환이 원활해지고, 몸이 따뜻해진다. 몸이 따뜻해지면 온몸의 조직이 활성화되어 면역력이 높아지고, 혈압이 안정된다. 잠을 푹 잘 수 있기 때문에 거칠었던 피부도 좋아지고 다이어트에도 효과적이다.

또 바닥이나 의자, 혹은 욕조 안에서 종아리를 손으로 만질 수 있는 상황이면 언제든 가능하기 때문에 쉽고 편리하며, 주무를 때 아프지 않고 힘들거나 귀찮거나 하는 스트레스가 없다. 일단 마사지를 하고 나면 기분도 좋아져서 자신도 모르게 중독이 된 것처럼 즐기게 된다.

이처럼 종아리 건강법은 간단하고, 안전하며, 효과가 눈에 보이는 건강법이다.

무엇보다 심신이 편안해지는 것을 몸소 느낄 수 있다. 그래서 쉽게 싫증을 내는 사람도 도중에 포기하지 않고 계속할 수 있는 장점이 있다.

•단 10분 마사지로 혈압 수치가 내려갔다

만약 당신이 고혈압이고 가정용 혈압계를 가지고 있다면 지금 바로 테스트를 해보자.

먼저 혈압을 재본다.

그런 다음에 PART 1에 있는 '종아리 기본 마사지'(30~35페이지)를 복식호흡과 함께 천천히 하는데, 숨을 내쉴 때 손가락에 힘을 넣고, 들이마실 때 힘을 뺀다.

두 종아리를 각각 5분씩 마사지하되 약간은 아프지만 기분 좋은 정도로 주무른다.

마사지가 끝나면 미지근한 물 한 잔을 2~3분에 걸쳐서 씹듯이 천천히 마신다.

그리고 이때 다시 한 번 혈압을 재본다.

종아리 강습회에서 최고혈압이 160(mmHg) 이상의 고혈압 환자 10명을 대상으로 테스트한 적이 있다. 10분간을 마사지했는데 그중 8명의 혈압 수치가 평균 10(mmHg)이나 내려갔고, 두 종아리를 단 1분씩만 주물렀는데도 절반 이상의 혈압이 약간씩 내려가는 것을 볼 수 있었다.

그 밖에도 '지병이던 어깨결림이 한결 편안해졌다', '오랜만에 푹 잘 수 있었다', '아침에 일어나자마자 쾌변을 했다' 등의 좋은 효과를 체감하는 사람이 많았다.

혈류가 좋아지면 성격도 긍정적으로 바뀌는 경우가 많다. 어두운 표정에 고개를 푹 숙이고 들어오던 사람도 종아리마사지를 받고 나면 다른 사람처럼 밝은 얼굴로 바뀌는 예를 많이 보아왔다.

•뇌경색, 암, 불임 등 '냉증 신드롬'의 공포

혈액은 인체의 60조 개나 되는 세포에 산소와 영양소를 공급하고 필요 없는 노폐물은 회수하는 역할을 한다. 피가 잘 돌지 않는 몸은 차가워지고 노화가 빨리 된다. 따라서 혈류가 멈춘다는 것은 곧 '죽음'을 의미한다.

잠시 우리가 매일 생활하는 모습을 떠올려보자.

지속되는 스트레스, 컴퓨터나 TV 앞에서 긴 시간 가만히 앉아 있는 생활, 불면증과 수면 부족, 무리한 다이어트, 차가운 음료와 음식, 소염진통제, 혈압강하제, 스테로이드, 항암제, 향정신성 등의 많은 화학약품 섭취, 이 모든 것이 혈액을 정체시키고 몸을 차게 하는 원인이 된다.

실제로 평소 체온이 36도도 되지 않는 사람이 갈수록 늘고 있다. 그래서 30~50대에도 고혈압, 뇌경색, 심근경색, 암 등이 급증하고 있고, 여름에는 많은 사람들이 열중증으로 병원 치료를 받고 있다. 불임증으로 고통 받는 여성, 우울증으로 통원 치료를 받는 사람도 급격히 늘고 있다.

이는 냉증으로 인해 면역력이 약해지고, 자율신경 기능이 흐트러지고 기온 변화에도 약해지며, 호르몬 균형도 무너져 있기 때문이다.

또한 신진대사가 제대로 이루어지지 않으면 잘 붓거나 살이 찌기 쉬우며, 기미가 끼거나 치매 증상까지 찾아오는 등 노화도 빨리 찾아온다.

이 모든 것이 '혈류 장애, 냉증 신드롬'이라고 할 수 있다.

이러한 증상들로부터 우리 몸을 구원해주는 것이 바로 종아리 마사지다.

종아리를 주물렀더니 링거액이 잘 흡수되기 시작했다!

종아리마사지 요법을 발견한 것은 의외로 동양의학 연구가가 아니라 미국과 일본에서 서양의학 공부를 한 외과의사 고(故) 이시카와 요이치 박사였다.

그는 도쿄 지케이카이 의과대학을 졸업한 후 미국의 한 병원에서 메스를 잡았으며, 엘프랑스 항공사에서 의사로 재직한 바 있는 국제파였다.

계기는 1979년으로 거슬러 올라간다.

입원한 환자 중에 갑자기 탈수 증상을 일으키는 등 건강상태가 악화된 환자가 있었다.

한시라도 빨리 손실된 수분과 전해질을 공급해야만 하는데 그 환자의 몸은 좀처럼 링거액이 흡수되지 않았다. 그래서 환자의 몸을 이리저리 살피던 박사는 환자의 팔에는 온기가 있는데 이상하게 다리 전체는 차디찬 것을 느꼈다. 안색도 새파래서 박사는 무의식중에 환자의 다리를 몸소 주물렀다. 그러자 놀랍게도 링거액이 조금씩 흡수되기 시작했다. 그는 더욱더 신경 써서 허벅지와 무릎을 손바닥으로 주물러 보았다. 종아리가 특히 차갑고 경직되어 있었기 때문에 그 부위를 중점적으로 마사지했다.

그러자 환자의 얼굴에 점점 혈기가 돌기 시작하더니 링거액이 원활하게 흡수되었다고 한다.

마사지를 한 것은 종아리인데 팔에 꽂은 링거액이 잘 흡수되고, 안색까지 좋아진 이유는 무엇일까? 그것은 전신의 혈류가 그만큼 개선되었다는 것을 의미한다. 처음에 링거액이 들어가지 않은 것은 아마도 몸속의 혈액이 잘 흐르지 못했기 때문이었을 것이다.

'혈액순환을 원활하게 하는 것은 건강을 유지하는 데 가장 중요하다. 그러므로 종아리마사지는 질병의 극복과 건강 증진에 큰 도움이 된다.'

이렇게 생각한 이시카와 박사는 다른 많은 환자에게도 종아리마사지를 시도하고, 혈류 향상 효과를 확신했다. 그 후 그는 메스를 놓아두고 3년 가까이 종아리마사지 요법과 가정에서 할 수 있는 종아리 건강법의 보급에 열정을 쏟게 되었다.

•하체에는 혈액의 70%가 집중되어 있다

    종아리는 정강이 안쪽에 있는 불룩한 부분이다. 비복근, 넙치근 등 다리와 발가락을 움직이기 위한 근육들이 뒤집어진 하트 형태로 모여 있다. 이 근육들이 활발하게 수축해서 하체로 내려오는 혈액을 꾸준히 심장 쪽으로 밀어 올리는 펌프 작용을 한다.
    종아리는 '제2의 심장'이며 '상체의 혈류는 심장이, 하체의 혈류는 종아리가 맡는다'라고 할 만큼 중요한 근육기관이다.
    종아리를 가지고 있는 것은 우리 인간뿐이다. 개나 고양이, 원숭이도 종아리가 없다. 개나 고양이, 원숭이도 모두 네 다리로 걷기 때문이다. 우리 인간만이 두 다리로 걷기 때문에 시야가 넓고 양손을 자유롭게 쓸 수 있었으며 그로 인해 문명을 발달시킬 수 있었다.

문제는 인력의 법칙이다. 아래로 내려가는 혈액을 중력을 거슬러 어떻게 심장으로 돌려보낼 것인가 하는 것이다.

심장에서 나온 혈액은 전신을 돌아 정맥을 타고 되돌아온다. 그러나 심장에는 혈액을 회수하는 힘까지는 가지고 있지 않다.

하체에는 항상 전신의 70%의 혈액이 모여 있다. 이것이 심장으로 되돌아가지 못하고 쌓이게 되면 우리는 생명을 유지할 수 없게 된다. 우리 몸은 무릎 아래 근육이 펌프처럼 움직임으로써 혈액을 심장으로 돌려보내는 구조로 이루어진 것이다.

•밀킹액션으로 혈액순환이 원활해진다

걸을 때 종아리 근육을 잘 관찰해보면 부풀었다 가늘어졌다 하는 것을 볼 수 있다.

종아리에 돌고 있는 동맥의 주변 근육이 수축과 이완을 반복하며 마치 우유를 짜는 것처럼 활동함으로써 혈액을 심장으로 돌려보내어 순환시키고 있다. 이러한 활동을 '밀킹액션'이라고 한다. 걸으면 밀킹액션은 특히 더 활성화된다.

정맥 안에는 약 5cm 사이로 혈액의 역류를 막기 위한 판막이 쳐져 있기 때문에 강력하게 밀어 올리는 힘이 필요하다. 그 힘은 두말할 필요 없이 무릎 아래쪽, 바로 종아리에서 나온다.

노화, 운동 부족, 운동 과다, 과로, 스트레스, 질병과 부상……. 이러한 이유들로 종아리 근육의 펌프 작용이 쇠퇴하면 혈액이 정체되고 몸이 차가워지며, 노폐물이 쉽게 빠져나가지 못하고 혈관 안에 쌓이게 된다.

•종아리가 뜨겁고 딱딱하면 고혈압이다?

제2의 심장인 종아리는 외부에서 상태를 확인하거나 직접 만질 수 있다. 마치 셀프닥터처럼 몸의 이상을 알리고, 피로감과 통증을 완화시켜준다.

앞에서 말했듯이 건강한 사람의 종아리는 고무공처럼 탄력이 있고 적당히 따뜻하며, 갓 쪄낸 찹쌀떡처럼 부드럽다.

그런데 예를 들어 신장 기능이 약해져 있다면 종아리는 탄력을 잃고 얇은 가죽부대처럼 흐물흐물해지기 쉽다. 또 혈압이 높으면 딱딱하게 부풀어 오르거나 뜨거워진다. 허리통증, 어깨결림, 두통, 당뇨병 등의 지병이 있는 사람, 큰 고민이 있거나 스트레스가 심한 사람은 대체로 종아리가 딱딱하게 굳어 있거나 종아리 안쪽에 멍울 같은 응어리가 있어서 살짝만 만져도 심한 통증을 느낀다.

종아리가 잘 붓는 사람은 혈액의 흐름이 원활하지 못하고, 혈전이 생기기 쉬운 체질이다. 혈전이 혈관에 막히게 되면 그야말로 혈관에 마개를 끼워 넣은 것처럼 혈액이 더는 앞으로 흐르지 못해서 최악의 경우 돌연사하는 비극이 일어날 수 있다.

그러므로 뇌경색이나 이코노미클래스증후군이 일어나지 않도록 매일매일 종아리마사지를 습관화하자. 또한 혈액을 잘 흐르게 하는 가장 기본적인 방법은 충분한 수분 섭취이므로 평소 물을 규칙적으로 꾸준히 마시는 습관을 기르도록 하자.

종아리가 알려주는 5가지의 이상 징후들

① 뜨겁고 딱딱하다 → 고혈압

② 뜨겁고 딱딱하지 않다 → 급성염증, 감기 등

③ 차갑고 딱딱하다 → 냉증, 부인병, 자율신경 실조증

④ 차갑고 부드럽다 → 당뇨병

⑤ 차갑고 부드럽다, 탄력이 없다 → 신장병

•쥐가 잘 나는 것은 건강이 좋지 않은 증거

누구나 한두 번은 종아리나 발바닥에 갑자기 쥐가 나서 아팠던 적이 있을 것이다. 이러한 현상은 우리 몸의 이상을 알려주는 신호다.

쥐가 나는 원인은 밝혀지지 않은 부분도 많지만 대개는 근육 피로로 쌓인 젖산(피로물질), 급격한 운동, 과다한 스트레스, 수분과 미네랄·비타민 부족, 과음 등으로 보고 있다.

쥐가 잘 난다면 혹시 정신적으로나 육체적으로 무리를 하고 있지 않은지, 무절제한 생활을 계속하고 있지 않은지 되돌아볼 필요가 있다.

당뇨병과 동맥경화, 추간판탈출증, 간경변, 정맥류 등의 질병과 심장병, 고혈압 치료제의 부작용으로 쥐가 나기도 하기 때문에 자주 쥐가 나고 통증이 심한 경우에는 내과나 정형외과에서 진찰을 받아봐야 한다.

쥐가 났을 때 대처하는 방법은 PART 12의 Q&A에도 자세히 설명해놓았다.

•종아리의 힘으로 치매증상을 극복하다

우리 몸의 질병을 알려줄 뿐만 아니라 온갖 증상들을 치유해주는 종아리, 그 종아리가 가진 힘에 감탄하게 되는 일은 한두 번이 아니다.

허리통증, 무릎통증, 어깨결림 때문에 몇십 년이나 고통을 받은 환자가 단 한 번 종아리마사지를 받자마자 몸이 훨씬 편해졌다며 싱글벙글 웃는 것을 보았다. 그 환자는 일주일에 3회씩 2개월 간 통원 치료를 한 결과 증상이 놀랄 만큼 개선되었다.

극심한 냉증으로 다리가 퉁퉁 부은 미용사는 집에서 종아리를 열심히 마사지했더니 보름 만에 기초 체온이 1도 상승해서 다리만이 아니라 얼굴 부기도 사라지고, 피부에 윤기가 생기고 변비도 해소되었다며 마치 자신이 딴 사람이 된 것 같다고 말했다.

그 밖에 몸이 나른하고 식욕도 떨어져서 병원에 갔더니 "종양 수치가 높습니다. 췌장암이 의심됩니다."라는 말을 들은 환자가 있었다. 그는 '신심건강당'에 일주일에 세 번씩 다니면서 집에서도 종아리마사지를 빠짐없이 계속했는데, 안색이 점차 좋아지고 2개월 만에 종양 수치가 약간 내려가는 등 호전되었다며 좋아했다.

또 한 예로 일본에는 107세라는 기록적인 장수로 방송계에 큰 화제를 불러일으킨 쌍둥이자매가 있었다. 100세를 넘어서도 건강한 모습은 일본인들의 이상적인 노후의 표본이자 장수 사회의 희망이었다. 그런데 방송계에서 각광을 받기 전 90대 때였다. 자매 중 언니인 나리타 킨 할머니의 건강이 갑자기 나빠지면서 발음이 어눌해지고, 숫자 1에서 10까지도 잘 세지 못했던 시기가 있었다고 한다.

가족들이 앞장서서 알아본 결과 종아리마사지가 혈류를 좋게 하고 치매증상을 예방한다는 것을 알게 되었다.

그로부터 매일 종아리를 자극하여 치매에 걸리지 않고 초장수를 누렸다는 에피소드가 신문에 실린 적이 있다. 그녀는 종아리마사지를 시작하고 나서 성격도 달라져서 긍정적이고 의욕적으로 변신했다고 한다.

이처럼 우리 인간은 하고자 하는 마음만 있으면 90세부터라도 젊음을 되찾을 수 있다. 지금도 잊을 수 없는 그녀의 윤기 나는 피부와 "와하하하~" 하고 활기차게 웃던 그 웃음소리 뒤에는 건강한 종아리의 힘이 존재했던 것이다.

•복식호흡과 웃음이 치료 효과를 높인다

종아리마사지는 복식호흡과 함께하는 것이 좋다. 복식호흡은 횡격막을 사용해 배를 움직이는 호흡법이다. 숨을 들이마실 때는 천천히 배를 부풀리면서 들이마시고, 숨을 내쉴 때는 배를 집어넣으면서 천천히 내쉬는 것이 포인트다.

숨을 내쉴 때 손바닥에 힘을 넣거나, 손가락으로 누르면 종아리의 깊은 곳까지 힘이 골고루 미치게 된다.

복식호흡을 하면 마음이 침착해지며 안정되는 것을 느낄 수 있는데, 의학적으로 말하면 자율신경 가운데 긴장완화를 맡고 있는 '부교감신경'이 활성화된 상태라고 할 수 있다.

반대로 교감신경은 우리가 긴장을 하거나 스트레스를 받는 상황에서 활성화된다. 교감신경이 활성화되는 상태가 지속되면 혈액순환이 나빠지면서 냉증이 발생한다. 냉증을 가진 사람이 늘고 있는 이유는 현대인의 생활 자체가 교감신경이 활성화되기 쉽기 때문이다.

웃음도 중요하다. 비록 기분이 가라앉고 우울하더라도 종아리와 마주할 때는 억지로라도 입가를 올려 웃는 표정을 지어보자.

웃는 표정이 되면 뇌는 얼굴 근육의 움직임을 통해 '기분 좋은 상태'라고 판단하고, 긴장완화 뇌파인 알파파가 나타나 행복호르몬인 세로토닌을 분비한다. 세로토닌은 뇌가 피로를 느낄 때 뇌를 쉬게 하고 긴장을 풀어주며 정신기능을 안정시키는 물질이다.

이처럼 웃음은 몸과 마음을 건강하게 하는 묘약이다.

PART 3

종아리마사지로 병원을 멀리하게 된 체험담

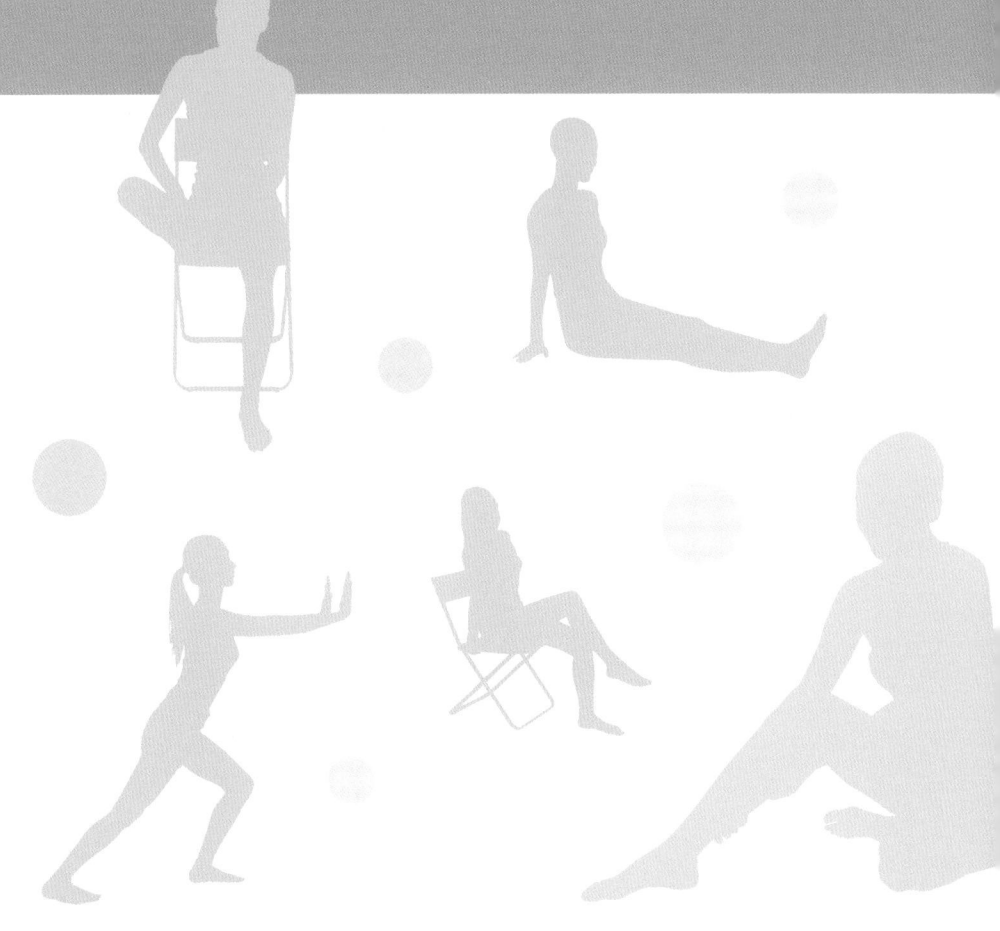

냉증 제거 마사지로
다리와 허리가 따뜻해지고
변비가 사라졌다

30대 | 여성 | 미용사

저는 어린 시절부터 햇볕에 피부가 잘 타고 추위도 잘 타는 등 오랫동안 냉증으로 고생해왔습니다.

지금 제가 근무하고 있는 미용실은 거의 매일 에어컨을 켜는 곳입니다. 그래서 늘 무릎에서 아래까지가 얼음처럼 차가운데, 서른 살이 넘으면서부터는 무릎통증까지 겹쳐서 이대로 병든 할머니가 되어가는 게 아닌가 해서 늘 우울했습니다.

변비도 심해서 3~4일은 볼일을 못 보는 게 다반사였어요.

지인에게 냉증과 변비에 대한 고민을 털어놓았더니 '신심건강당'의 종아리마사지를 가르쳐주더군요.

홈페이지에 '온몸의 혈액순환이 개선되었다'라는 문구가 쓰여 있고, 무릎통증이 개선되었다는 사례가 있어서 '바로 이것이다!'

하고 확신했습니다. 내가 겪고 있는 냉증과 변비도 혈액순환이 나빠서 생긴 것인지도 모른다고 생각했으니까요.

'신심건강당'을 찾아가 마키 선생님에게 종아리마사지를 받았습니다. 선생님이 종아리를 만지면서 "이곳이 아프죠?"라며 안쪽에 딱딱하게 뭉친 덩어리를 만지는데 정말 비명을 지를 정도로 아프더군요.

"냉증의 정체는 이것이에요. 지금부터 종아리마사지를 시작할 텐데, 숨을 입으로 천천히 내쉬고 코로 천천히 들이마시면서 복식호흡을 해보세요."

선생님의 말대로 복식호흡을 해봤더니 정말 숨을 내쉴 때 마키 선생님이 종아리에 있는 멍울을 누르는데도 통증이 별로 느껴지지 않더군요. 천천히 깊은 호흡을 하면 긴장이 풀리고 근육이 이완되기 때문이겠죠. 호흡이 얼마나 중요한지를 새삼 느꼈습니다.

마키 선생님은 "틈날 때마다 종아리 안에 뭉친 근육을 풀어준다는 생각으로 주물러주세요. 3일째부터는 몸이 따뜻해지는 것을 느낄 수 있을 거예요."라고 가르쳐주었습니다.

선생님의 말대로 집에 가서 종아리를 열심히 주물렀더니 3일째 마사지를 할 때는 정말 다리가 따뜻해지기 시작하더군요.

다음날 아침, 몇 년 만에 아침에 일어나자마자 화장실에서 시원하게 볼일을 보고 나니 얼마나 기쁘던지 눈물이 다 나더군요.

그 다음부터는 제 스스로 아침에 일어났을 때나 일하는 틈틈이, 혹은 TV를 보거나 욕실에서나 자기 전에 하는 등 틈만 있으면 종아리를 주무르고 문지르고 두드리는 것이 습관이 되었습니다. 물론 복식호흡도 잊지 않고 하고 있죠.

저처럼 허리와 다리가 따뜻해지고, 쾌변의 상쾌함을 한번 맛보고 나면 이 습관은 절대 버리지 못할 거예요.

그러고 보니 무릎통증도 어느 새부턴가 사라지고 없네요.

특히 냉증이 심한 여성에게 권하고 싶은 건강법입니다.

그리고 제 경험인데 평소 미지근한 물을 조금씩 자주 마시는 습관을 들이면 부종과 변비, 피부미용에도 아주 효과적입니다.

잠투정이 심하던 두 살짜리 딸이 2분 만에 쌔근쌔근 잠들었다

30대 | 남성 | 회사원

제겐 두 살짜리 딸이 있는데 밤만 되면 이 녀석이 눈이 초롱초롱해지면서 잠잘 생각을 하지 않았습니다. 아내가 아무리 업어주고 자장가를 불러줘도 소용이 없었어요. 아이를 재울 때면 밤마다 보통 2시간은 걸리곤 했습니다.

TV에서 처음 종아리마사지에 대한 정보를 접했어요. 관련 책을 뒤져보고 인터넷을 검색해보니 어린아이도 부드럽게만 해주면 괜찮다고 되어 있더군요. 그래서 즉시 시도해보았습니다.

아이를 엎드리게 하고 종아리를 슬쩍 문질러주었더니 금방 효과가 나타났습니다. 다리를 파닥거리던 아이가 1분 만에 조용해지더니 2분 후에는 쌔근쌔근 숨소리를 내며 잠이 들더군요.

지금은 자기가 알아서 다리를 쭉 내밀며 만져달라고 합니다.

초등학교 5학년 아들을 둔 지인이 있는데 그 아이도 올빼미형이어서 12시가 넘어도 잠잘 생각을 안 한다고 하기에 이 방법을 가르쳐주었습니다.

그런데 그 아이도 엄마가 종아리를 만져주자 1~2분 만에 눈꺼풀이 무거워진다고 하더니 곧바로 깊은 잠에 빠지더랍니다. 스킨십 때문인지 성격까지도 온순해졌다고 하네요.

이 숙면법이 세상에 널리 퍼진다면 불면증으로 고생하는 사람이 절반으로 줄어들 것 같습니다.

마사지로 혈압이 내려가고, 1개월 만에 현기증이 사라졌다

40대 | 남성 | 약사

저는 혈압이 높은 데다 머리는 항상 무겁고, 어깨와 허리를 비롯해 이곳저곳이 늘 아프고 머리가 멍할 때가 많았습니다.

직업이 약사라서 약의 부작용이 얼마나 무서운지, 또 혈압강하제로 혈압을 내려도 다른 건강이 악화되는 것을 많이 보고 들었기 때문에 어떻게든 약에 의존하지 않고 개선하고 싶었습니다.

종아리마사지를 알게 된 것은 최고 혈압이 180(mmHg)을 넘고 현기증이 심해져서 여러모로 건강이 안 좋은 때였어요.

신문에 종아리를 주무르면 여러 가지 안 좋은 증상들이 개선된다는 기사가 실렸더군요. 거기에서 소개된 마사지를 시도해보았습니다.

그때는 혈압을 내리기 위한 것이라기보다는 조깅을 하고 나면 종아리가 많이 피로하고 딱딱하게 굳어 있는 데다 쥐가 자주 나서 그걸 한번 풀어보자는 것이 목적이었습니다.

그런데 목욕을 마친 후 종아리를 정성껏 주물렀더니 몸 전체가 굉장히 편해지는 걸 느꼈습니다. 게다가 혈압계로 재보니 목욕하기 전보다 수치가 15(mmHg)나 내려가 있는 것을 보고 정말 깜짝 놀랐죠. 온몸의 긴장을 느슨하게 풀어준 것이 효과를 발휘한 것 같아요.

저는 귀찮은 일을 오래 하지 못하는 타입인데 이것만은 하루 20~30분 정도 매일 빼놓지 않고 하고 있습니다. 종아리마사지가 주는 기분 좋음과 끝낸 후의 개운함을 맛보고 나면 그만두라고 해도 그만둘 수 없게 되는 것 같아요.

그렇게 하고 난 1개월 만에 혈압 수치가 150대까지 내려갔습니다. 점점 정상치에 가까워지고 있다는 생각에 기분이 좋았죠. 현기증도 거의 사라졌고요. 어깨와 허리통증도 무거운 짐을 조금씩 내려놓는 것처럼 편해지고 있습니다.

정말 '종아리는 제2의 심장'이라는 말이 맞더군요. 혈압이 높은 사람은 꼭 한 번 시도해보시기 바랍니다.

원인을 모르던 허리, 등, 좌반신 통증이 개선되었다

50대 | 여성 | 주부

저는 대학시절부터 등과 허리통증에 시달려왔어요.

그동안 침, 뜸, 카이로프락틱 등 한의원 치료도 받아보고, 병원 치료도 많이 받아봤습니다. 심지어 용하다는 민간요법도 써보았어요. 하지만 초등학생 때 사고로 등을 다친 후유증 때문인지 별 효과는 없었습니다.

그러다가 양 무릎과 좌반신, 목에서부터 다리에 걸쳐 통증이 점점 퍼지고 심해져 왔습니다. 병원에서는 특별한 원인을 알 수 없다고만 하더군요.

그러던 차에 지인이 마키 선생님을 소개해주었습니다. 선생님께 다리 부종도 심해서 다리가 항상 팽팽히 부어 있다고 했더니 그 즉시 종아리마사지를 해주셨습니다.

처음에는 강하게 눌러도 아무런 느낌이 없었는데 몇 번 계속 누르자 통증이 느껴지더니 그토록 고통스러웠던 두 다리의 통증과 묵직함이 조금씩 사라지더군요. 치료를 끝낸 후에는 다리가 얼마나 가뿐하고 개운하던지 이루 말할 수 없이 기뻤습니다.

그 뒤로는 제가 직접 매일 15분 정도 종아리마사지를 계속했습니다. 그랬더니 어깨, 등, 허리의 모든 통증이 서로 보조를 맞추듯이 조금씩 가벼워지고 있어요. 종아리마사지가 이토록 놀라운 효과가 있다는 데 감탄할 따름입니다.

완전히 나을 때까지 꾸준히 계속해볼 생각이에요.

3주 만에 피부가 좋아지고 얼굴도 작아지는 쁘띠 성형 효과를 봤다

20대 | 여성 | 여사무원

저는 20대 여성인데, 그동안 피부가 좋지 않아서 스트레스가 많았어요. 건조한 데다 습진도 있고, 뾰루지도 잘 나는 편이었습니다. 더구나 얼굴도 잘 부어서 커보이기까지 하니 외모에 대한 콤플렉스가 이만저만 아니었죠.

그런데 TV에서 종아리마사지에 대한 프로그램을 접하고 난 뒤, 저도 반신욕을 하면서 처음 종아리마사지를 시도해보았습니다.

저는 반신욕을 할 때 페트병에 미지근한 물을 담아 마셨어요. 꿀꺽꿀꺽 마신다기보다 물을 입에 조금씩 머금고 몸을 촉촉하게 적신다는 느낌으로 했습니다. 이렇게 수분이 몸속으로 서서히 스미게 하는 것이 좋은 것 같아요.

이후 그렇게 거칠었던 피부가 하루하루 눈에 보일 만큼 깨끗해지더군요.

그리고 3주 만에 직장 동료들에게 "피부가 예뻐졌네. 애인 생겼어?"라는 말을 듣게 되었답니다.

얼굴의 부기도 가라앉으니 얼굴이 작아 보이는 효과까지 생겼어요. 얼굴에 전혀 손을 대지 않았는데도 마치 쁘띠 성형을 한 효과라고 할까요? 제가 생각해도 조금은 믿을 수 없는 기적 같은 미용법입니다.

기분이 좋아진 탓인지, 웃거나 노래 부르는 시간이 늘면서 성격까지 한결 밝아진 것 같아요.

10년간 앓아온 뒷목 뭉침이 해소되었다

60대 | 여성 | 주부

저는 최근 10년 간 조금만 언덕을 올라가도 가슴이 뛰고 숨이 찼습니다. 게다가 경추증까지 있어서 뒷목, 어깨, 등이 너무 심하게 뭉치고 아팠었어요. 평소에 쉽게 피곤하고 식은땀도 자주 났고요.

근처에 '신심건강당'이 개원해서 찾아갔더니 식은땀이 나는 것은 심장에 부담이 많이 가서 체력이 떨어진 탓이라고 하더군요. 근본적인 요인은 냉증에 있으니 종아리마사지로 전신의 혈행을 좋게 해서 심장의 부담을 서서히 줄여나가는 것이 좋겠다고 했어요. 또 집에서 직접 마사지하는 방법도 가르쳐주더군요.

두 번째 종아리마사지를 받은 다음날, 그때까지 가슴이 답답하고 숨쉬기가 어렵던 증상이 말끔히 사라져서 무척 놀랐습니다.

1개월 전에 5회 정도 치료를 받을 즈음에는 식은땀이 상당히 줄어들더니 발의 냉증도 없어진 것을 알 수 있었어요. 또 변비가 심해서 2~3일에 한 번밖에 보지 못했던 화장실 볼일도 매일 볼 수 있게 되었죠.

올 여름에는 간단한 사무 아르바이트도 시작했습니다. 지금까지 저는 일만 하고 나면 너무 피곤해서 옴짝달싹도 할 수 없었어요. 하지만 종아리마사지를 받은 덕분인지 지금은 에어컨이 있는 데서 일해도 다음날까지 피로가 남지 않는 거뜬한 생활을 하고 있습니다.

결국 11일간 휴일 없이 아르바이트를 다니면서, 이 정도면 저도 아직 얼마든지 사회생활을 할 수 있겠다는 자신감이 붙었죠.

또 언덕길을 오를 때 가슴이 두근거리던 증상도 없어지고, 뒷목 뭉침과 어깨결림도 한결 나아졌어요.

집에서도 매일 종아리마사지를 했기 때문일까요? 남편과 친구가 다리가 가늘어졌다고 해서 정말 기뻤습니다.

앞으로도 건강 유지를 위해 종아리마사지를 꾸준히 할 생각이에요.

심근 '70% 괴사'에서
사회 복귀 가능,
콜레스테롤 수치도 내려갔다

60대 | 남성 | 회사 임원

초여름부터 갑자기 자리에서 일어나기도 힘들어서 급하게 병원에 갔더니 그 즉시 입원하라고 하더군요.

검사 결과 심근경색이 발생한 상태인데, 관상동맥이 막혀 있고 심장근육에 괴사가 있다는 진단을 받았습니다. 게다가 심장근육의 70%는 이미 작동을 하지 못한다는 말을 듣고 얼마나 큰 충격을 받았는지 모릅니다. 그로부터 혈압강하제, 이뇨제, 혈전방지제 등을 복용하게 되었죠.

나중에 생각해보니 지난해 연말, 가슴에 심한 통증을 느꼈던 적이 있었는데 그때 심부전이 일어났던 게 아닐까 생각되었습니다.

1개월 동안 입원했다가 퇴원했는데 그 후로 발끝, 손끝 등 신체

말초 부분이 쉽게 차가워져서 밤에 잠을 푹 자지 못하고 자주 깨는 등 수면장애가 심해서 괴로웠습니다. 한 달에 한 번씩 병원 진찰을 받고, 2~3개월에 한 번씩 심전도와 혈전검사 등을 받으며 집에서 요양을 하고 있었습니다. 지난 6월에 검사를 받았을 때만 해도 심전도에 이상은 없었는데, 콜레스테롤 수치가 높다고 하더군요.

그리고 드디어 올해 7월 종아리마사지를 알게 되었습니다.

처음 진단 때 맥이 조금 약하지만 생각보다 몸 상태는 좋은 것 같다고 하더군요. 그러면서 종아리마사지가 심장 질환에 좋다며 집에서 할 수 있는 마사지 방법을 가르쳐주었습니다.

종아리마사지는 집에서 하루에 두 번씩 제가 직접 했습니다. 그러다 최근 병원에서 검사를 받았는데 건강 상태가 안정을 찾았고, 콜레스테롤 수치도 내려갔다고 하더군요. 이 모든 것이 종아리마사지의 효과라고 생각하니 정말 기뻤습니다.

앞으로는 의사 선생님과 상담해서 약을 조금씩 줄여나가려고 합니다. 지금도 약 때문인지 밤에 자주 깨는데, 종아리마사지를 하고 나면 잠이 잘 오는 것 같아요. 종아리마사지로 건강이 나아지면 정상적으로 사회 복귀를 할 수 있을 것 같습니다.

PART
4

몸속부터 따뜻하게 해주는
냉증 해소법

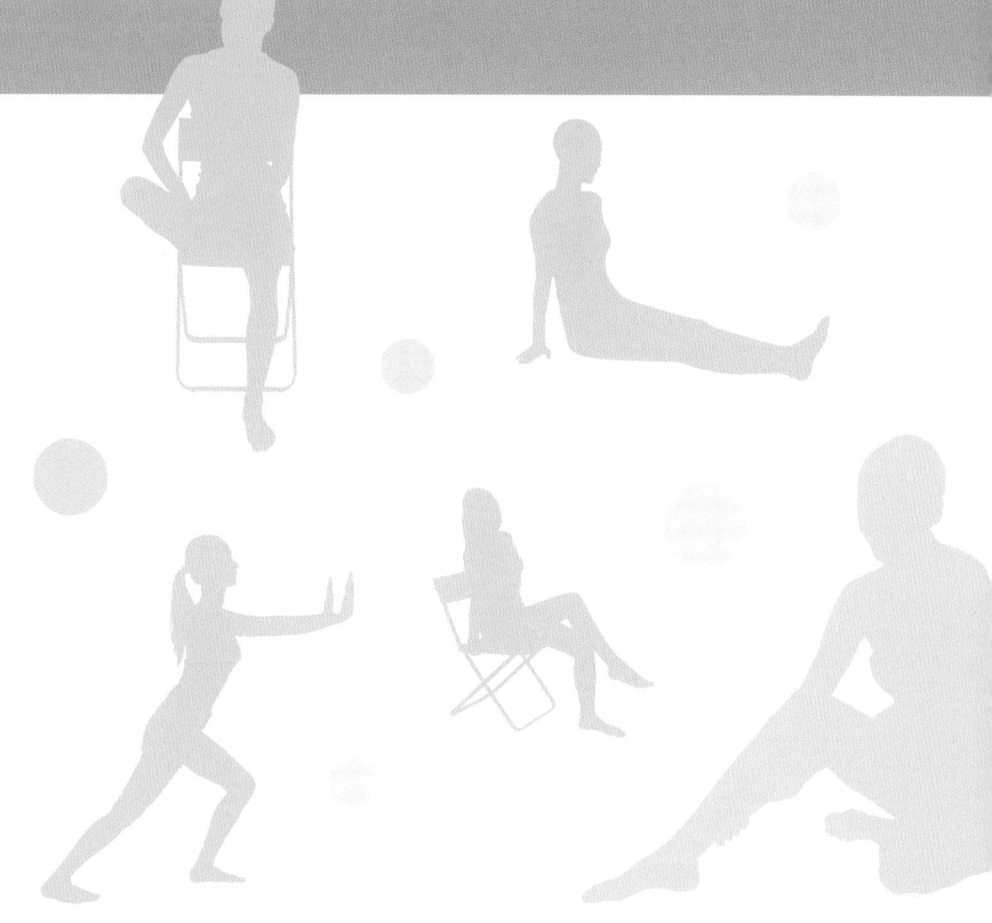

몸속부터 따뜻하게 해주는 종아리발전소

요즘에는 집에서나 밖에서 에어컨 생활을 많이 하고 있다. 차가운 미네랄워터나 맥주도 1년 내내 마실 수 있고, 한겨울에도 여름 야채인 오이와 남쪽 지방 열매인 바나나와 아이스크림을 일상적으로 먹을 수 있다. 또 어디든 자동차로 움직이고 걸을 일도 별로 없게 되었다.

하지만 이처럼 우리의 쾌적한 생활 이면에는 몸을 차갑게 하고 쇠약하게 만드는 요소들로 가득 차 있다.

편리함 대신 우리 몸은 나이를 막론하고 기본적으로 쉽게 차가워지고 체온은 쉽게 요동치며, 기온 변화에 따라가지 못하는 몸이 되었다.

게다가 스트레스와 수면 부족도 우리 몸을 긴장시키는 자율신경인 교감신경을 자극해서 더욱더 혈류를 정체시키고 몸을 차갑게 만든다. 잦은 다이어트와 단식이나 금식 같은 절제된 식생활로 영양이 편중되는 것도 냉증의 원인이 되고 있다.

최근에는 성인뿐만 아니라 초등학생을 대상으로 한 각종 조사에서도 '체온 이상'이 확인되고 있다.

일례로 아침 등교 때 35도밖에 되지 않는 저체온 아이가 약 30%이고, 오후 하교 때는 반대로 37도를 가볍게 넘는 아이가 속출하는 식이다. 또 여름에는 체육과 서클활동 도중에 열사병 등으로 쓰러졌다는 뉴스도 많이 접하게 된다.

혹시 평소 체온을 쟀을 때 35도 이상이고 손발이 차지 않으니 냉증이 없다고 생각하지는 않는가?

사실 냉증에는 여러 가지 종류가 있다. 손발이 차가워지는 것이 일반적인 냉증이지만, 스스로는 전혀 냉증을 자각하지 못하는 경우도 있다.

예를 들어 손발은 차가운데 얼굴과 머리에서 열이 나거나 하체는 찬데 상체는 열이 나는 경우도 있다. 이런 경우는 우리 몸에서 중요한 장기인 심장과 뇌로 가는 혈류가 불안정하고 위장에도 부담을 주게 된다.

다리가 자주 붓는다, 종아리가 손바닥보다 차갑다, 배꼽 아래쪽이 차다, 아랫배에 불쾌감이 있다, 목과 위장이 어딘가 막혀 있는 것 같은 답답함이 느껴진다, 어깨와 목이 심하게 뭉치고 결린다, 한밤중이나 새벽녘에 가슴과 위 주변이 아프다…….

평소 이러한 증상들이 느껴진다면 체온과 관계없이 혈액순환 장애로 내장이 차가워져 있는 것은 아닌지 의심해보아야 한다.

또한 내장의 냉기는 일반적으로 아랫배에서 시작되어 위장 쪽으로 퍼져나간다. 여름에 찬 음식을 많이 먹거나 배를 차게 하고 잤을 때 배탈이 나는 것이 그 예다.

종아리마사지는 이처럼 골치 아픈 냉증 개선에 큰 효과를 발휘한다. 물론 욕조목욕이나 족욕도 혈류 향상 효과가 있다. 하지만 종아리마사지는 몸속에서부터 자가 발전을 한다는 점에서 힘과 지속성이 훨씬 탁월하다.

•기온이 들쑥날쑥하면 돌연사가 속출한다

일본에 기록적인 더위가 엄습했던 2010년 여름, 6월부터 8월에 열중증으로 병원에 실려온 사람이 전국에서 4만 명 이상이나 되었고, 사망한 사람도 약 500명에 이르렀다. 이처럼 '너무 더운 여름'은 앞으로도 많아질 것으로 예측되고 있다.

한편 가을이 되자마자 전날보다 기온이 10도나 내려가거나 때 아닌 폭설 등 기온이 널뛰기를 하는 시대에 돌입했다. 그리고 여름이 많이 더워진 만큼 겨울도 더 추워졌다.

에어컨에 익숙해진 현대인에게 이것만큼 큰 위기도 없다.

사람의 내장, 특히 심장, 간, 뇌 같은 장기의 온도가 일정 이상 오르거나 내려가면 생명이 위태로워진다. 그래서 우리 몸은 어떻게든 중심부 체온을 유지하려고 긴급 시스템을 발동한다.

우리 몸은 더워지면 땀으로 열을 배출하고, 추워지면 체온 유지를 위해 땀의 분비를 억제하는 자동조절 장치가 있다. 여름이 되면 몸에 열이 나게 되고, 땀으로 배출되어야 건강을 유지할 수 있는 것이다. 그런데 요즘은 나이를 막론하고 더워도 땀이 전혀 나지 않는 사람이 늘고 있다. 잦은 기온 변화에 몸이 재빠르게 따라가지 못하는 것이다.

체온이 40도 이상이 되면 세포가 파괴되기 시작해서 몸의 여러 기능이 망가지게 된다. 또 체온 42도 이상의 상태가 몇 분간 지속되면 우리 몸을 구성하는 단백질이 날달걀이 찐 달걀이 되듯이 변질되어 원 상태로 돌아가지 못하게 된다.

체온계가 42도까지 올라가지 않는 것은 그 이상은 '죽음'을 의미하기 때문이다.

열중증은 열이 방출되지 않고 몸에 쌓이는 증상인데, 심할 경우 내장 온도가 40도까지 올라가서 열 실신, 열 경련, 열사병 등을 일으켜 기절하거나 목숨을 잃을 수도 있다.

또 냉방에 익숙해진 사람은 심한 더위 속에서 10분 정도만 걸어도 몸이 뜨거워지고, 나른함을 느끼며 고동치는 듯한 극심한 두통이 몰려와 의식을 잃기도 한다. 그러다가 죽음에 이르는 경우도 있다. 우리 몸은 그만큼 나약한 것이다.

•내장의 냉증은 아랫배에서부터 시작된다

열중증의 근본 원인은 '냉증'에 있다. 평소 몸이 차가워져 있기 때문에 기온 변화에 맥없이 포기해버리는 것이다.

앞서 더위와 발한에 관해 이야기했는데 반대로 실내에서 추운 곳으로 갑자기 나가면 닭살이 돋으며 몸이 부들부들 떨리는 증상이 있다. 이것은 피부 혈관을 수축시켜서 열을 가능한 한 밖으로 빼앗기지 않도록 근육을 잘게 진동시킴으로써 몸속에 열을 만들어내는 신체 반응이다.

체온 유지에 필요한 열은 70% 가까이가 근육 수축으로 인해 발생하며, 나머지 30%는 간과 신장 등에서 보조한다.

냉증의 한 요인은 근육이 쇠퇴해서 잘 수축하지 않는 것에 있다. 시원한 공간에서 같은 자세로 앉아 있는 시간이 긴 사람은 몸이 갈수록 차가워질 수밖에 없다.

냉증에도 여러 가지 타입이 있는데 다음과 같은 것들이다.

냉증의 5가지 타입

❶ 기가 허약한 타입

기력과 체력이 부족한 상태를 동양의학에서는 '기허(氣虛)'라고 한다. 겉으로 나타나는 특징으로는 마른 체형에 안색이 파랗고 자주 피로하며 빈혈과 기미가 있고, 위하수 증상이 있다. 체질적으로 몸이 차가워지기 쉬운 타입이다.

영양 부족에 수면 부족까지 겹치면 갈수록 차가워지기 때문에 균형 있는 식사와 충분한 수면으로 피로가 쌓이지 않게 해야 한다.

❷ 걱정이 많은 타입

부정적인 생각이 계속 머릿속을 맴돌고, 늘 기분이 처져 있거나 쉽게 불안해진다. 이처럼 마음이 편하지 못하고 걱정근심으로 가득 차면 몸, 즉 혈관도 계속 긴장해서 혈액이 원활하게 돌지 못하고 정체되게 된다.

이때 현기증, 목이 막히는 느낌, 호흡 곤란, 머리 묵직함, 어깨 결림, 등과 가슴·허리 통증, 복부 팽만감 같은 증상이 나타나게 되는데 이럴 때는 욕조 목욕을 하거나 산책을 하면 긴장도 풀 수 있고 혈액순환에도 좋다.

❸ 손발은 찬데 얼굴은 뜨거운 타입

얼굴이 쉽게 뜨거워지거나 반대로 핏기가 싹 가시거나, 감정 기복이 심한 사람은 자율신경과 호르몬 균형도 흐트러지기 쉽다. 이러한 상태는 겉으로는 안색이 좋아 보이지만 심장과 뇌에 부담이 가기 쉽다.

화를 잘 내고 신경이 잘 곤두서는 사람은 스트레칭 등 가벼운 운동으로 긴장을 푸는 것이 좋다. 긴장완화는 감정조절에 효과적이다.

❹ 건조한 타입

동양의학에서 '혈허(血虛)'라고 부르는 타입으로 혈액이 부족해서 세포에 영양 공급이 잘 되지 못하고, 철분도 부족해서 생기는 증상이다. 특히 여성은 생리 중일 때 주의가 필요하다.

안색이 나쁘고, 피부와 입술이 건조하며, 손톱이 갈라지고, 탈모, 손거스러미, 집중력 부족 등의 증상이 나타난다.

철분이 많은 음식을 섭취하고, 지나친 활동을 삼가며 충분한 수면을 취하는 것이 좋다.

❺ 잘 붓는 타입

혈액, 림프액 등 체액의 흐름이 잘 정체되고 수분이 잘 빠져나가지 않는 타입이다. 부종, 두통, 허리통증, 설사, 일어설 때 현기증, 빈뇨, 배뇨 곤란 등의 증상이 나타난다. 에어컨 온도를 너무 낮추지 말고, 찬 음료나 염분 섭취를 삼가야 한다.

반신욕, 산책 등으로 기분 좋게 땀을 흘리고, 따뜻한 물이나 미지근한 물을 듬뿍 섭취하는 것이 좋다.

최근에 특히 냉증이 심해진 느낌이 들거나 냉증을 고쳐보려고 애는 쓰는데 개선되지 않는 사람은 서둘러 병원에서 검사를 받아보는 것이 좋다.

냉증은 영양실조와 당뇨병, 심장병, 심부전, 신장염, 난소기능 장애 등의 질병을 유발하기 때문이다.

손발이 차가워졌다면 발끝보다 먼저 종아리를 따뜻한 물수건 등으로 잘 감싸서 따뜻하게 만든 다음 주물러주는 것이 좋다. 따뜻한 혈액이 온몸으로 가장 효율적으로 공급되어 발끝이 따뜻해질 것이다.

몸이 찬 사람은 종아리를 가능한 한 깊은 곳까지 제대로 주물러 풀어주는 것이 좋다.

•냉증을 개선시키는 마사지 방법

사실 나도 몸이 냉한 체질이어서 일이 바쁜 나머지 종아리마사지를 게을리하면 특히 발목 주변이 차가워지는데 이런 현상이 꽤 끈질겨서 보통 수단으로는 잘 낫지 않고 있었다.

어느 일요일, 나는 작정하고 종아리마사지를 해보기로 했다.

가만히 만져보니 근육이 뭉친 것처럼 멍울이 만져졌다. 그 부분이 냉증의 원흉이라고 생각하고 좌우 1시간씩 총 2시간에 걸쳐 종아리 안쪽 깊숙이까지 계속해서 눌렀다. 너무 강하게 누르면 조직세포가 상하기 때문에 약간 아프지만 기분 좋은 정도의 강도를 유지했다.

첫날에는 2시간, 2일째는 1시간에 걸쳐 주물러도 특별한 효과를 느낄 수 없었다. 하지만 3일째 되던 날, 왼쪽 다리를 15분 정도 마사지했을 때 멍울이 단숨에 눈 녹 듯 풀리더니 발끝이 따뜻해지는 것을 느꼈다. 그 순간 나도 모르게 "됐어~!" 하고 크게 소리 지를 만큼 기뻤다.

그로부터 매일 왼쪽 다리를 5분씩, 총 10분 동안 집중해서 정성껏 주물렀더니 다리가 더 이상 차가워지지 않았다.

냉증이 별로 심하지 않은 사람은 마사지한 첫날부터 따뜻해지는 효과를 체감할 수 있을 것이다. 우리 몸의 발전소와도 같은 종아리의 힘을 꼭 체험해보기 바란다.

•냉증을 예방하는 생활방식

몸에 이상이 있을 때 의료기관에서 치료를 받는 것이 중요함은 두말할 필요도 없다. 그러나 주사와 약은 증상을 일시적으로는 억제해도 몸 자체를 건강하게 만드는 것은 아님을 기억해두자.

앞서 냉증은 혈류 정체가 근본 원인이라고 했다. 혈류가 정체되어 몸이 차가워지면 다음과 같은 이상 증세가 연이어 나타나게 된다.

'고혈압, 동맥경화, 심장병, 당뇨병 등의 만성질환과 암, 감기, 독감, O157 등의 감염증, 아토피, 꽃가루알레르기, 천식 등의 알레르기 증상, 우울증, 불면증, 갱년기장애 등 자율신경과 호르몬 실조증, 그리고 부종과 비만, 기미와 피부 건조……'

이러한 모든 질병에 혈류장애와 냉증이 관련되어 있는 것이다.

그러나 종아리마사지와 아울러 생활습관을 매일 조금만 신경 쓰면 냉증을 없앨 수 있다. 예컨대 호흡을 깊게 하고, 자세를 바르게 하는 것들이다. 스트레스가 많고 바쁜 사회에서는 아무래도 호흡이 얕아지기 쉽다.

복식호흡을 할 때 가능한 한 '숨을 충분히 내쉬는 것'에 의식을 집중하면 자율신경을 균형 있게 조절하는 효과가 있다.

자율신경은 몸속 기능을 원활하게 기능하도록 만드는 신경이다. 이것이 균형을 이루면 혈액순환과 체온 조절이 원활해지고 냉증 개선에도 효과가 있다.

자세도 중요하다. 평소 자신도 모르게 등을 구부정하게 앉아 있지는 않은지 살펴보기 바란다.

몸이 비뚤어져 있으면 혈액이 이곳저곳에서 정체되고, 결국 내장기능과 근력도 저하되어 냉증으로 이어지게 된다.

그뿐만이 아니다. 등을 구부리고 있는 것만으로 의욕이 없어 보이고 어두워 보이며 늙어 보이는 등 부정적인 인상을 주게 된다. 앉거나 설 때는 물론이고 전철 안이나 사무실에서 앉아 있을 때에도 등을 바르게 펴도록 하자.

배에 의식을 집중해서 상체를 세우는데, 좌우 견갑골도 뒤로 균형 있게 당겨주면 완벽하다. 이때 어깨를 들지 말고 아래쪽으로 누르듯이 내리면 몸 라인이 아름답게 보인다.

그리고 무심코 다리를 꼬는 자세도 가급적 피하기 바란다. 다리는 혈류가 정체되기 쉽기 때문에 다리를 꼬면 부종의 원인이 된다.

자신도 모르게 다리를 꼬고 앉았다면 그 상태에서 위에 올린 다리를 상하로 움직여서 아래쪽 다리에 문질러주는 것도 좋은 마사지법이다(23페이지, PART 1 '손을 쓰지 않고 주무르기' 참조).

•까치발 서기와 계단 오르내리기로 종아리 펌프가 활발해진다

PART 12의 Q&A에서 자세히 다루고 있는데 까치발 서기, 까치발 걷기, 계단 오르내리기는 종아리 펌프를 활성화해준다.

발목 근육을 잘 신축시켜주면 종아리 근육에도 그 자극이 직접적으로 전달되어 혈액을 공급하는 밀킹액션을 활발하게 만들기 때문이다.

설거지를 할 때는 가능한 한 까치발로 서서 하는 것도 좋은 방법이다. 또 계단을 내려가기만 해도 발목이 신축되기 때문에 '적어도 계단을 내려갈 때는 절대 엘리베이터를 타지 않겠다'고 다짐하는 등 힘들지 않게 계속할 수 있는 규칙을 스스로 정해두자.

이처럼 매일 사소한 부분만 신경 써도 냉증을 개선할 수 있다. 운동할 시간이 없다고 하는 것은 핑계에 불과하다.

PART 5

암세포도 물리치는
면역력 향상법

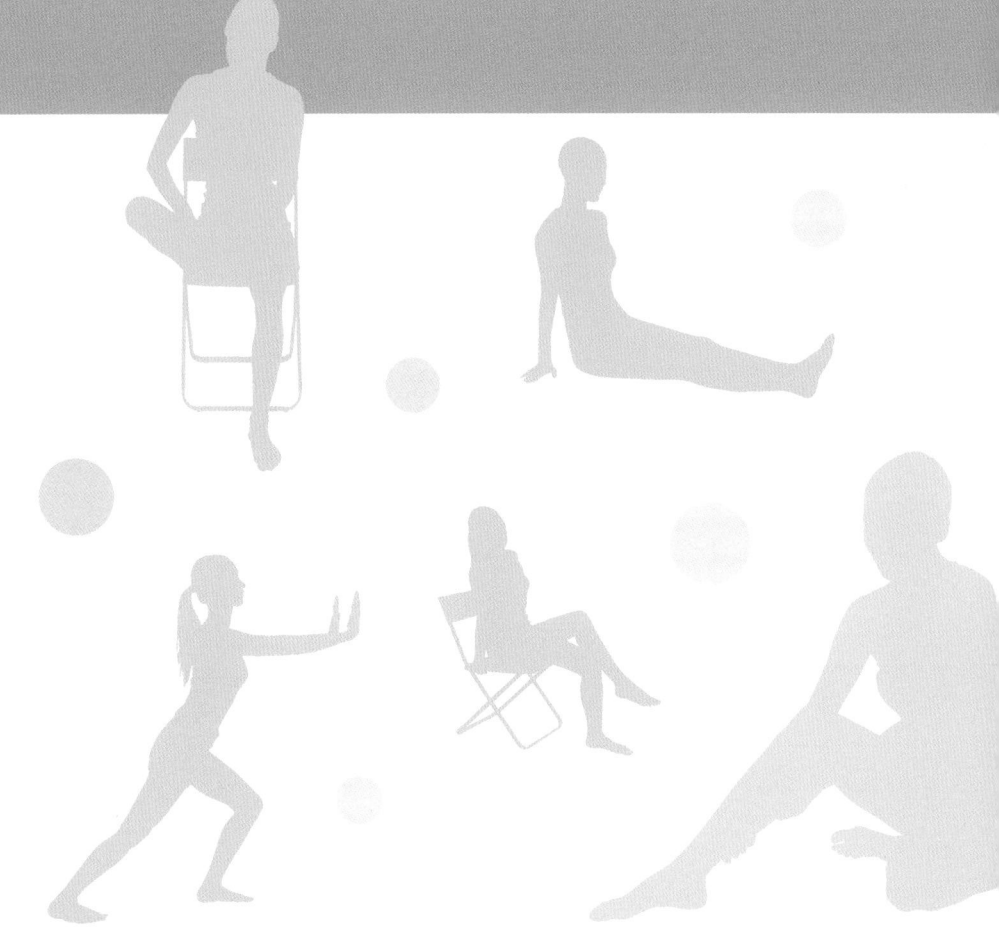

혈액순환이 원활하면 면역력이 높아진다

체온이 오르면 면역력이 높아진다고 하는 이유는 무엇일까?

체온, 혈류, 면역력이 서로 끊으려야 끊을 수 없는 관계에 있기 때문이다.

우리 몸에는 이상한 것, 몸에 독이 되는 것을 제거하려는 힘이 갖춰져 있다. 바로 '면역력'이다. 면역력은 암세포와 감기, 독감 같은 바이러스에도 작용한다.

앞서도 말했듯이 혈액은 우리 몸을 구성하는 약 60조 개의 세포에 영양과 산소를 공급하고 노폐물은 배출시키는 작용을 하고 있다.

혈액 속에 있는 백혈구는 우리 몸속을 순환하면서 세균이나 바이러스 같은 이물질을 제거해주는 역할을 한다. 그런데 혈류가 나빠지면 이물질을 처치하는 백혈구가 잘 모여들지 않는다. 그러면 바이러스와 세균이 우리 몸속에서 제멋대로 날뛰어 감염증이나 암을 포함한 온갖 질병들을 끌어들이게 된다.

반대로 혈류가 개선되어 몸이 따뜻해지면 장도 따뜻해서 모든 기능이 활발하게 작동하게 된다. '면역력은 장에서 나온다'라는 말이 있듯이 우리 몸의 면역력 가운데 80%는 장 면역력에 의존하고 있기 때문이다.

예를 들어 아이스크림 같은 찬 음식을 너무 많이 먹거나 춥게 자면 뱃속이 경련을 일으키기도 하고, 감기에도 쉽게 걸리게 된다. 장이 차가우면 면역력이 단숨에 떨어져버리기 때문이다. 독감 바이러스나 O157 같은 감염증은 면역력 저하가 큰 요인이 되어 발생한다.

즉, 체온이 오르면 장 기능이 높아지고, 면역력도 활발하게 작용한다. 대부분의 병에서 열이 발생되는 것은 백혈구의 기능을 높여서 병을 치유하려는 자연치유력의 표출이다.

그러므로 평소 몸을 따뜻하게 하는 방법을 마련해두면 만병을 막을 수 있다. 그 가운데에서 가장 효과적으로 몸을 덥히는 '자가발전소'가 종아리다.

암세포를 물리치는
NK세포의 살상력

건강한 몸으로 오래 살려면 체온을 올려서 우리 몸에 이미 갖춰진 면역력을 강하게 단련해야 한다.

그런데 면역력을 담당하는 세포 가운데에서도 암세포와 바이러스를 일찌감치 찾아내어 없애주는 NK(Natural Killer)세포는 우리 몸의 수호신과도 같다.

감기나 독감이 아무리 유행해도 끄떡없이 잘 지내는 사람이 있는 반면, 감기에 걸렸다 하면 기운이 없고 열이 나는 등 좀처럼 낫지 않는 사람이 있다.

그 차이는 'NK세포가 건강한가, 건강하지 못한가'에 따라 크게 좌우된다.

혈액 속에 들어가서 체내를 돌아다니는 백혈구에는 세균 등 사이즈가 큰 유해 이물질을 먹어치우는 '과립구'와 세균보다 작은 암세포와 바이러스 등에 달라붙어 그들을 박멸하는 '림프구'가 있다. NK세포는 그중 림프구에 속해 있다.

NK세포는 '내츄럴 킬러'라는 이름이 말해주듯이 엄청난 살상력을 가지고 태어난 자연살해세포다. 우리 몸속을 항상 보호하고 방어하며 암세포와 바이러스 감염 세포를 발견하면 즉시 공격해서 파괴한다.

사실 우리 몸에는 암세포가 매일 3천~5천 개나 생겨나고 있다. 그러나 NK세포가 건강하면 닥치는 대로 없애주기 때문에 증식하지 않을 뿐이다.

반대로 NK세포의 기능이 쇠퇴하면 암은 엄청난 속도로 증식하고, 감기나 독감 바이러스에 금방 감염되어 악화되는 등 우리 몸속은 소위 무정부상태가 되고 만다.

건강한 사람의 백혈구는 대개 과립구 60%, 림프구 40%의 균형을 유지하고 있다. 그런데 몸이 차갑거나 심한 스트레스, 과로, 불면증 등이 지속되고, 진통제 같은 약에 오랫동안 의존하거나 혹은 몸을 잘 움직이지 않고 얼굴을 찡그리는 날들이 계속되면 과립구의 비율이 상승한다.

그러면 세균을 죽이는 산화력이 너무 강해져서 장기와 혈관 등을 아프게 하고, 동맥경화나 암 등을 유발하는 요인이 되고 만다. 또 림프구 숫자도 적어지기 때문에 NK세포의 기능이 둔화되어 급기야 우리 몸은 흡사 '질병 백화점'으로 바뀌어버린다.

족욕과 종아리마사지로 면역력을 높인다

그렇다면 NK세포를 건강하게 하려면 어떻게 해야 할까? 종아리마사지와 족욕의 조합이 매우 효과적이다.

도쿄대학 연구팀의 발표에 따르면 40~41도의 따뜻한 물에 발을 복숭아뼈 위로 5cm 정도까지 담그고 20분간 족욕을 시킨 후 채혈해서 조사했더니 NK세포의 활성도가 10명 중 7명이 높아져 있었다고 한다.

그 후에도 족욕을 지속한 사람은 NK세포의 활성도가 쇠퇴하지 않고, 감기에 잘 걸리지 않게 되었다거나 전보다 훨씬 피로가 덜하다는 등의 체험담이 보고되어 있다.

목욕도 좋지만 여름에는 얼굴로 열이 오르기 쉽고, 겨울에는 실내 온도와 욕탕의 온도 차이가 크기 때문에 혈압과 혈류가 불안정해지기 쉽다는 난점이 있다. 특히 욕조에 오랜 시간 몸을 담그는 것은 위험하다.

예를 들어 41도의 탕에 몸을 담그고 종아리마사지에 열중해서 30분쯤 지나버리면 내장의 온도는 39도까지 올라가 열중증과 비슷한 상태가 되어버린다.

또한 그 상태까지 체온이 오르면 몸은 위급한 상태라고 받아들여 흥분상태로 돌입하면서 긴장을 풀 수도, 숙면도 취할 수도 없게 된다. 즉 체온도 '지나침은 부족함만 못하다.'

더불어 NK세포를 활성화시키는 입욕 후의 체온은 겨드랑이 아래에서 37.5도 정도까지라고 한다.

따라서 족욕은 심장과 혈관에 미치는 부담이 가벼워서 좋은데, 족욕이 끝난 직후에 종아리마사지를 하면 혈류와 면역력 향상 효과가 훨씬 높아지게 된다. 또한 족욕 전후에 잊지 말아야 할 것은 미지근한 물을 듬뿍 섭취하는 것이다.

특히 감기 기운이 있을 때 족욕을 하고 종아리를 주무르고 푹 자고 나면 다음날은 바이러스가 사라지고 없을 때가 많다.

˚50세부터 면역력을 떨어뜨리지 않는 습관

"종아리가 차가워지지 않게 항상 레그워머(발토시)를 신는 건 어떨까요?"

이런 질문을 자주 받는다. 하지만 내 생각은 좀 다르다. 나는 지나친 보호는 좋지 않다고 생각한다. 위가 약해져 있을 때는 미음이나 죽을 먹는 것이 좋지만 매일 죽만 먹으면 위는 더 이상 보통의 밥을 소화할 수 없게 되는 것처럼 스트레스가 너무 강해도, 자극이 너무 없어도 면역력은 떨어지게 되어 있다.

목욕할 때 종아리에도 가끔 따뜻한 물과 찬물을 교대로 끼얹고, 조금 강하게 문지르거나 '까치발 서기'로 약간은 힘들게 걸어보는 등 변화와 강도를 높여보는 것이 좋다. 조심히 다루는 것도 중요하지만 어느 정도는 강하게 단련하는 것도 중요하다.

NK세포를 포함한 림프구의 비율은 젊을 때는 높고, 30세 무렵부터는 눈에 띄게 줄어든다. 그래서 일반적으로 30대가 되면 쉽게 지치게 되고, 40대에는 몸 이곳저곳에 고장이 나기 시작해서 50세부터는 암 발생률이 높아지게 된다.

그러나 의학적인 데이터를 보면 체온이 너무 낮지 않고, 잘 움직이며, 잘 웃는 사람은 림프구의 비율이 나이를 먹어도 별로 낮아지지 않는 것을 볼 수 있다.

자주 웃고, 종아리마사지만 꾸준히 해도 건강수명은 훨씬 늘어나게 된다.

PART
6

체지방을 태워 다리를 늘씬하게 하는
다이어트법

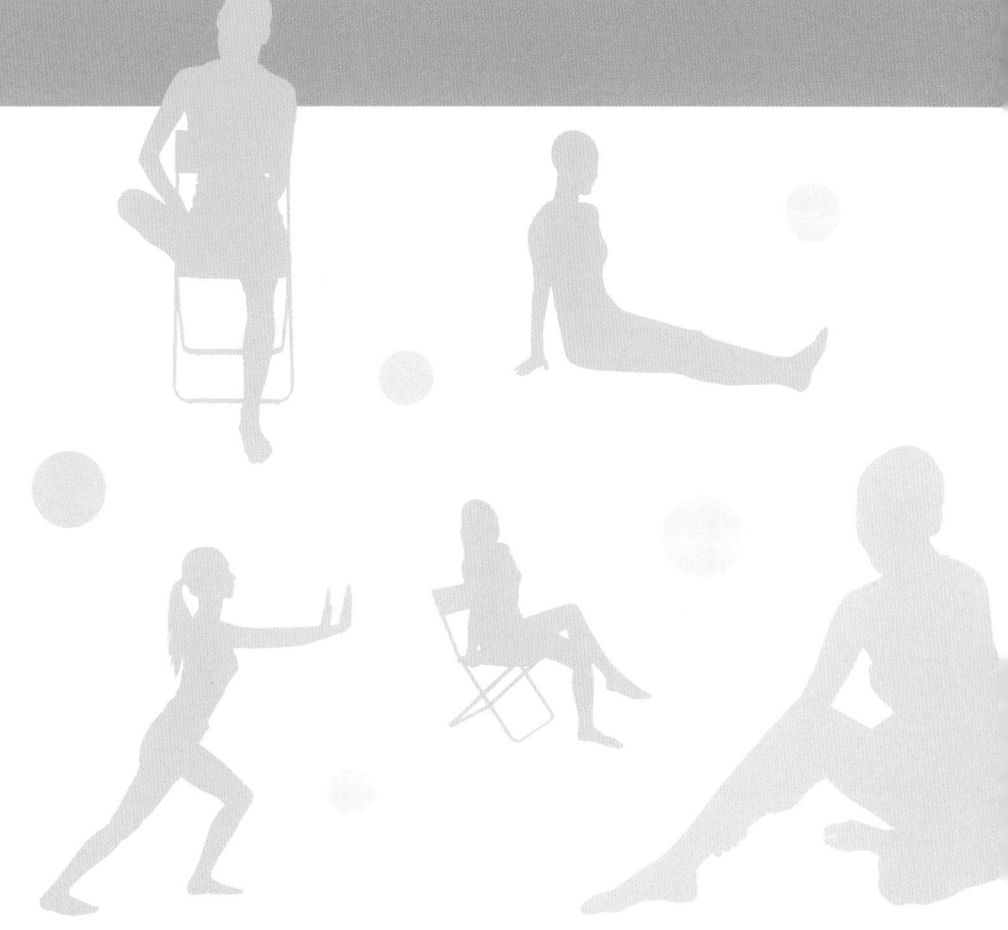

•체온을 1도 올리면 체지방이 연소된다!

종아리마사지로 냉증이 개선되어 체온이 1도 올라가면, 체지방을 태우는 하루 기초대사량이 12~13%(약 150kcal)나 올라가서 살이 잘 찌지 않는 몸이 된다.

'신진대사가 원활하다, 원활하지 못하다'라는 말을 자주 들어봤을 것이다.

우리는 매일 섭취한 음식물로부터 영양소를 섭취하고, 그것을 체내에서 태워 여러 가지 활동을 위한 에너지로 전환한다. 이렇게 영양소를 에너지로 바꾸고 소비하는 시스템을 '신진대사'라고 한다.

체온 조절, 호흡, 심장 활동, 음식물 소화와 흡수, 오래된 세포를 새로운 세포로 재탄생시키는 일……. 이 모든 것은 신진대사의 활동에 의한 것들이다. 즉 신진대사는 생명을 유지하기 위해 꼭 필요한 활동이라 할 수 있다.

•건강하려면 근육량을 늘려라

신진대사에는 다음의 3가지 종류가 있다.

① 기초대사(60~70%)…… 생명을 유지하기 위해 몸이 활동을 하지 않고 가만히 있어도 매일 소비되는 최소한의 에너지이다.

② 생활활동대사(약 20%)…… 일상적인 활동과 운동으로 소비되는 에너지이다.

③ 식사유도성 열 대사(약 10%)…… 식사를 하는 운동과 소화, 흡수 에너지이다.

신진대사의 주역은 ①번 기초대사다.

우리 몸은 자고 있을 때에도 체온을 유지하며 심장과 위장, 종아리 펌프도 쉼 없이 활동을 하고 있다. 자리에 누워만 있고 의식이 없어도 뇌는 끊임없이 심장과 근육을 움직이고 있는 것이다.

가만히 있어도 살기 위해 매일 반드시 쓰이는 에너지가 '기초대사량'이다. 주로 체온 유지에 쓰이는 이 기초대사에만 사람이 하루에 소비하는 에너지 가운데 자그마치 60~70%가 차지한다.

②번 생활활동대사는 일이나 스포츠, 가사 등 일상생활에서 소비되는 에너지인데 의외로 적어서 약 20% 정도이다.

나머지 약 10%는 ③번 식사유도성 열 대사인데, 소화 등 음식을 먹는 데 따른 에너지 소화에 쓰인다.

체온과 기초대사량은 정비례해서 체온이 오르면 기초대사량도 올라간다. 기초대사량과 근육량도 정비례한다.

결론적으로 근육량을 늘리면 기초대사량도 올라가고, 기초대사량이 올라가면 체온도 자연스럽게 올라가게 된다.

•운동선수 출신이 30대가 되면 금세 살이 찌는 이유

그렇다면 신진대사가 원활하다는 것은 어떤 의미일까?

그것은 '섭취한 영양소를 에너지화해서 활발하게 소비한다'라는 뜻이다. 다시 말해서 노폐물을 몸속에 쌓아두지 않고 몸 밖으로 잘 배출하기 때문에 먹어도 살이 잘 찌지 않는다는 것이다.

반대로 신진대사가 원활하지 못하면 노폐물이 몸 밖으로 잘 배출되지 않고 쌓여서 살이 쉽게 찌게 된다. 이때는 다이어트를 해도 살이 잘 빠지지 않는다.

체온이 낮고 몸이 차고 잘 붓거나 땀이 잘 나지 않고 쉽게 지친다면 그것은 신진대사가 떨어져 있다는 신호다.

1일 기초대사량이 가장 정점일 때는 20세 전으로, 남성이 1500kcal, 여성이 1200kcal다. 가장 활동적인 때이므로 움직이지 않고 가만히 있어도 에너지가 활발하게 소비되기 때문에 이 무렵에는 조금은 많이 먹어도 살이 잘 찌지 않는다.

그러나 20대에 들어서면 1일 기초대사량은 10년마다 100kcal씩 줄어든다. 기초대사량이 떨어진 만큼 몸에 체지방으로 붙는다고 했을 때 단순 계산으로 1년에 5kg 이상씩 체중이 늘어난다는 결론이 난다.

따라서 30대를 넘어서도 20대 때와 똑같은 양을 먹는다면 운동량은 같아도 체중은 점점 늘어나게 된다.

"학창시절에는 운동을 많이 했는데 사회인이 되고 나서는 산책

할 시간조차 없어…….”라고 말하는 사람은 특히 살이 금방 찌기 시작한다. 운동량이 줄면 에너지가 남아돌기 때문이다.

40대, 50대……. 나이를 먹어갈수록 가만히 있는 시간이 길어지기 때문에 살은 더욱더 찌기 쉽다. 이것이 '중년 비만'의 정체다.

하지만 체온이 1도 올라가면 기초대사량이 12~13% 올라가기 때문에 같은 양을 먹어도 지방이 잘 붙지 않게 된다. 독감에 걸려 고열이 나면 순식간에 2~3kg씩 살이 빠지는데, 이는 먹는 양이 줄어드는 데다 에너지가 평소보다 훨씬 많이 쓰이기 때문이다.

여기서 잠시 계산을 해보자. 성인이 하루에 필요로 하는 칼로리는 연령과 신장, 체중에 따라 차이가 있지만, 대략 수치로 나타내면 다음과 같다.

- 남성 2000~2200kcal
- 여성 1800~2000kcal

성인 여성의 기초대사량은 2000kcal×60~70%=1200~1400kcal이다. 여기서 12%가 올라간다는 것은 1200~1400kcal×12%=144~168kcal를 여분으로 소비한다는 뜻이다.

아무것도 하지 않아도 매일 1시간씩 걷는 정도의 칼로리를 소비하는 것이다.

체온이 높으면 기초대사량이 높기 때문에 먹어도 살이 쉽게 찌지 않는다. 반대로 체온이 낮으면 기초대사량이 낮기 때문에 조금만 먹어도 살이 쉽게 찌게 된다.

그러므로 체온을 올려야 하는 것은 필요불가결한 일이다.

그렇다면 냉증을 개선하고 체온을 올리는 가장 좋은 방법은 무엇일까?

하체 근육을 활성화하는 일이다. 하체에는 전신의 6~70%의 근육이 몰려 있어서 많은 열을 만들어내기(에너지를 소비하기) 때문이다.

그중에서도 가장 핵심은 근육 덩어리인 '종아리'이다.

걷기, 계단 이용하기, 체조와 스트레칭, 이것은 모두 종아리의 기능을 활성화하는 데 가장 좋은 운동이지만 지나치면 근육 피로로 이어진다.

마사지야말로 종아리 근육을 활성화시키면서 피로를 없앨 수 있는 가장 좋은 방법이다.

종아리를 가늘게 만드는 비법

굵은 종아리가 콤플렉스인 사람이 의외로 많다.

Q&A에서도 다루고 있지만, 가장 큰 원인으로 들 수 있는 것이 바로 '부종'이다. 따라서 종아리에 쌓여 있는 노폐물과 수분을 배출하고, 림프액의 흐름을 원활하게 하는 것이 가장 선결과제다.

림프액의 흐름을 촉진시키는 가장 좋은 방법은, 욕조 목욕(따뜻한 욕조 물에 배꼽 밑에서부터 하체를 40분 정도 느긋하게 담그는 반신욕)을 하면서 아킬레스건에서부터 무릎 안쪽에 걸쳐 천천히 문지르고 손가락으로 가만히 눌러주는 것을 몇 차례 반복하는 것이다.

그런 다음 무릎 안쪽의 조금 아프게 느껴지는 부분을 손가락으로 압박했다가 떼는데, 이것을 정성을 다해 반복한다.

아킬레스건에서부터 무릎 안쪽까지는 우리 몸과 종아리의 노폐물을 흘려보내는 급소가 집중되어 있다. 특히 무릎 안쪽은 종아리의 독소배출에 효과적이라고 한다.

목욕을 하고 나면 혈액순환이 좋아진 상태이기 때문에, 입욕 중일 때만 아니라 입욕 후에도 림프마사지를 하면 효과적이다. 이때 반드시 미지근한 물이나 상온의 물을 조금씩 마시면서 하기 바란다. 뒤의 Q&A에 종아리를 가늘게 만드는 동작인 '까치발 서기'와 '까치발 걷기'도 소개해놓았으니 참조하기 바란다.

•근육 파열을 막는 3가지 방법

운동을 할 때 일어날 수 있는 가장 무서운 것이 종아리 근육 파열이다.

달리거나 뛰다 보면 순간적으로 종아리 근육이 늘어나거나 찢어지는 사고가 발생할 수 있다.

종아리에 힘을 실으면 알통처럼 2개의 근육이 부풀어오른다. 안쪽 근육을 '내측비복근', 바깥쪽을 '외측비복근'이라고 하는데, 근육이 잘 파열되기 쉬운 것은 안쪽, 아킬레스건과 경계선에 가까운 부위다. 고무밴드를 묶어서 강하게 잡아당기면 대부분 묶은 자리의 부근이 끊어지듯이 근육과 아킬레스건의 연결 부위에도 이상이 발생하기 쉽다.

또한 안팎의 비복근보다 가운데 뼈 가까운 쪽에는 넙치와 비슷한 형태를 한 넙치근이 있다. 마라톤과 조깅, 장시간 걷기 등으로 인해 무릎 아래쪽이 피로가 만성화되었을 때 넙치근이 파열될 수 있다. 또 이곳은 사전에 조금씩 통증을 일으켜 우리에게 신호를 보내오는 경우가 많다.

근육 파열은 주로 지나친 운동으로 인한 종아리 근육의 피로로 발생하며, 근육의 수축 반응이 저하되어 일어난다.

종아리 근육의 파열은 아래 3가지만 신경 쓰면 별 무리 없이 대부분 예방할 수 있다.

① 운동 전에는 준비운동을 충분히 한다.
② 종아리 압박 양말이나 스타킹으로 종아리를 보호한다.
③ 운동 후에는 종아리 근육에 열이 나거나 염증을 일으키지 않도록 얼음찜질을 충분히 해준다.

PART 12의 Q&A에서 다루고 있는 '쥐'는 가벼운 근육 파열이므로 예방법을 숙지하는 것이 좋다.

PART 7

혈관 나이를 되돌리는
고혈압·동맥경화 개선법

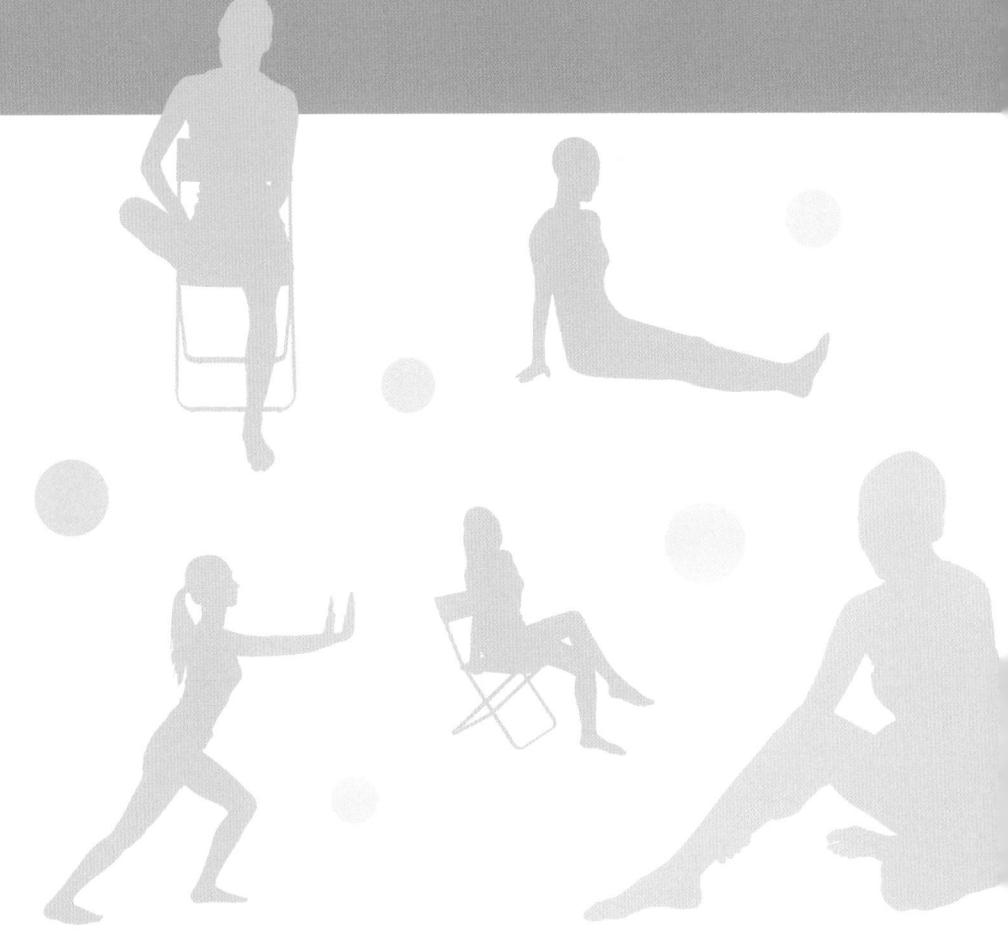

폐, 뇌, 심장을 막아버리는 '혈전'의 공포

일본 축구대표 후보 선수가 이코노미클래스증후군에 걸려 월드컵 출전을 포기한 일이 있다.

앞에서 말했듯이 비행기나 자동차 등 좁은 좌석에 장시간 앉아 있다가 일어나게 되면 심한 경우 호흡곤란과 함께 사망에까지 이르게 하는 것이 이 이코노미클래스증후군이다. 비행기뿐 아니라 택시운전사, 차 안에서 밤을 새운 재난피해자 등이 주로 이 증후군에 희생되고 있다.

이것의 정식 병명은 '심부정맥혈전증'이다.

혈류가 단 몇 시간만 정체되어도 혈관 안에 혈전이 생기고, 그 혈전이 폐의 혈관 속에 막히면 때로 목숨까지 앗아가 버리게 된다. 몸을 강인하게 단련한 젊은 운동선수도 완전히는 피할 수 없는 것이 이 질병이다. 혈액의 원활한 순환이 얼마나 중요한지, 혈전이 얼마나 무서운 병인지 잘 알려주는 병이다.

이 증후군의 초기 증상이 '다리 부종'이다.

•1시간에 한 번은 자리에서 일어서라

다시 말해 다리가 잘 붓는 사람은 혈전이 잘 생길 수 있는 체질이라고 할 수 있다.

이제는 현대인의 사망원인 1위인 '암' 못지않게 '뇌경색과 심근경색'에 대한 경계가 필요한 시점이다. 24시간 내내 컴퓨터와 마주앉아 일하는 직업이나 집에서 가만히 앉아 있는 시간이 긴 사람은 특히 주의해야 한다.

전문기관의 측정에 따르면 사람이 서 있을 때의 다리 혈관에는 1초 동안 약 12cm 속도로 혈액이 흐르고 있다고 한다. 그러나 앉으면 1초 동안 5cm로 속도가 절반으로 떨어진다 그리고 그대로 30분간 계속 앉아 있으면 1초 동안 25cm까지 떨어진다고 한다.

항공의학연구센터가 종아리 상부의 혈류 속도를 초음파로 측정한 실험에서도 서 있을 때는 매초 6.3cm, 앉으면 매초 4.4cm, 앉은 지 30분 후에는 매초 3.1cm로 떨어졌다.

앉은 자세에서는 종아리 근육이 수축하기 어렵기 때문에 혈액을 심장으로 돌려보내는 펌프 작용이 악화된다. 그래서 혈액이 정체되고 흐름이 느려지는 것이다. 이때 종아리를 가볍게 주물러주기만 해도 혈액의 흐름이 훨씬 빨라지는 것을 확인할 수 있다.

따라서 혈전이 발생하지 않도록 앉은 자세에서도 종아리를 정성껏 늘여주고 주물러주며, 적어도 1시간에 한 번은 일어서서 발목을 돌려주어야 한다. 까치발 서기를 하면 종아리 근육이 활성화되기 때문에 이것도 적극 추천한다.

•따뜻한 물이 혈액을 촉촉하게 만든다

혈전이 생기는 또 하나의 원인은 수분 부족이다.

왜 이코노미클래스증후군이 특히 비행기 안에서 많이 발생할까? 그 이유는 공기가 건조해서 1시간에 80㎖에 가까운 수분이 우리 몸에서 증발해버리기 때문이다.

우리 몸에 필요한 수분량은 성인이 하루 1.8ℓ 전후라고 한다. 12시간 비행할 경우 절반 이상에 해당하는 약 1ℓ가 손실된다는 계산이다.

몸속에 수분이 부족하면 다리에 정체된 혈액은 점성을 띠어 끈적끈적한 상태가 되고 혈전이 만들어지기 쉽다.

반복해서 말하지만 몸이 잘 붓는 편이라고 해서 물을 잘 마시지 않는 것은 절대 금물이다. 혈류가 나빠지고 노폐물도 원활하게 배출되지 못하기 때문에 갈수록 더 붓거나 혈전이 발생할 위험도 급격히 높아진다.

반대로 수분을 충분히 섭취하면 혈액의 흐름이 원활해지고 혈전이 생길 염려가 줄어든다. 다만 커피나 차 등 카페인 음료와 알코올에는 이뇨작용이 있어서 탈수 증상을 더 유발할 수 있다.

또한 차가운 물은 몸을 더욱더 차게 하므로 찬물을 벌컥벌컥 마시는 것은 내장에 큰 부담을 주게 된다.

따뜻한 물이나 미지근한 물을 페트병이나 물통에 넣어서 항상 가지고 다니며 조금씩 섭취하는 것이 가장 좋다. 컵으로 마시는 경우에도 2~3분에 걸쳐 조금씩 몸에 흘려 넣듯이 천천히 마시는 것이 좋다.

•동맥경화를 예방하는 방법

최근 '혈관 나이'라는 말을 자주 듣는다.

혈관은 나이를 먹으면 점점 유연성을 잃어가는데, 최근에는 젊은데도 혈관이 경직되어 혈관 나이가 높은 이른바 '혈관 노인'이 적지 않다.

혈관이 경직되면 내벽에 상처가 나기 쉽고 딱지 같은 것이 엉겨붙어 혈관이 약해지고 가늘어지며 파열되기 쉽다. 이러한 증상이 '동맥경화'다. 거기에 혈전이 생기면 갑자기 뇌경색과 심근경색으로 이어져버린다.

한창 활동할 나이인 20~50대에 이와 같은 고혈압, 동맥경화, 뇌경색, 심근경색, 거미막하출혈 등이 발생해 돌연사하는 비극이 해마다 늘고 있다.

언뜻 보면 각각이 독립된 질병처럼 생각되지만 어느 것이나 혈액순환 이상 때문에 발생하며, 서로 깊은 연관이 있는 '순환기 병'이다.

혈액은 우리 몸을 구성하는 60조 개의 세포에 산소와 영양을 공급하고, 필요 없는 노폐물은 배출하는 역할을 한다.

구약성서에서 피는 '생명'을 뜻하는 것처럼 혈액순환이 멈춘다는 것은 곧 '죽음'을 의미한다. 그것이 뇌경색이라는 형태로 일어나면 뇌 일부에 피가 지나가지 못하고 기능이 망가지기 때문에 생명은 건졌어도 반신마비나 언어장애가 생기는 등 심각한 후유증이 남는 경우가 많고, 재활에도 상당한 시간이 걸린다.

심근경색이나 거미막하출혈도 마찬가지로 증상이 나타남과 동시에 사망하거나 심각한 후유증을 남길 위험이 매우 크다.

그것은 아무리 의학이 발전하고 진보해도 마찬가지다.

혈관이 막히는 순간까지 확실한 자각증상이 없는 것도 무서운 점이다.

동맥경화의 위험인자는 고지혈증, 고혈압, 당뇨병, 비만, 담배, 식생활, 스트레스, 신경질적인 성격, 운동 부족, 나이, 유전 등 다양하고 체질에 따라 발생하는 경우도 많아서 도저히 예방하기 힘든 병이라는 인상을 줄 수 있다. 그러나 물리적으로 혈관 나이를 다시 젊게 하는 방법이 있다. 바로 종아리마사지다.

•고혈압이 혈전 위험을 높인다

여기서 생명을 좌우하는 혈압과 혈관의 기본 개념을 머릿속에

담아두자.

혈압에는 최고와 최저의 2가지 수치가 있다.

최고는 혈관 벽에 가장 큰 압력이 가해진 순간의 수치, 최저는 혈관에 미치는 압력이 가장 낮아진 순간의 수치이다.

최고 수치가 140(mmHg) 이상, 최저 수치가 90(mmHg) 이상이면 고혈압이라고 진단한다.

혈압이 높으면 혈관 내벽에 항상 높은 압력, 즉 스트레스가 가해진다. 그래서 혈관이 쉽게 상처 나고, 딱지 같은 것이 엉겨붙어 혈관을 좁게 만든다. 이 딱지를 '플라크(Plaque)'라고 하는데 이것이 약해서 떨어져나가는 경우가 있다. 그것이 혈전이 되어 혈관을 막아버리게 되는데, 혈액이 정체되어 생기는 핏덩어리도 혈전이 된다.

혈전이 혈관을 막은 장소가 심장 부근이면 심근경색, 뇌 부근이면 뇌경색을 일으키는데, 혈액이 공급되지 않기 때문에 자칫 목숨까지 잃을 수 있다.

우리가 평소 건강할 때는 상처로 인해 출혈이 생겨도 많은 양의 혈액을 잃을 일이 없고, 혈관의 상처도 잘 회복된다. 또한 우리 몸에는 불필요한 혈전이 생기더라도 그 혈전을 녹이는 효소를 가지고 있어서 혈액이 정체되지 않고 몸속을 원활하게 순환한다.

그렇지만 동맥경화, 고지혈증, 고혈압 등으로 혈관이 약해지면 이 효소가 잘 만들어지지 않아 혈전을 녹일 수 없게 된다. 혈관 자체도 상처가 쉽게 나는데 이때 상처를 치유하려는 힘이 작동하게 되면 혈액은 이중삼중으로 굳어지기 쉽다. 이처럼 혈관이 약하면 혈전을 일으킬 위험은 갈수록 높아지는 것이다.

•발끝이 저리거나 차가워지면 특히 혈전을 주의해야 한다

혈전 체질인지 아닌지를 알아보는 기준으로 가장 주목받고 있는 것이 앞에서 말한 다리 부종이다. 흐르지 못하고 쌓인 혈액이 멈추면 경직되어 혈전을 일으킬 수 있기 때문이다.

어떤 사람은 종아리를 손가락으로 눌렀을 때 자국이 남는 경우가 있다. 그 종아리를 초음파로 들여다보았을 때 혈관 속이 하얗게 흐려 보인다면 그것은 혈류가 정체되어 있다는 증거다.

최근 들어 다리로 향하는 동맥과 종아리 동맥이 막히는 동맥경화도 늘고 있는데, 기초질환으로서 당뇨병이 있는 사람에게 이러한 증상이 많다고 보고되어 있다.

가장 처음에 나타나는 증세는, 발끝이 저리거나 이상하게 차가워진 느낌이 든다.

2단계에서는 일정한 거리를 걸으면 근육 통증이나 쥐가 나서 걸을 수 없게 되고, 쉬고 나면 또다시 걸을 수 있게 된다.

걸을 때 종아리나 허벅지, 엉덩이가 자주 아파 병원에 가면, 서혜부 쪽(팬티 라인)의 혈관이 막혀 있거나 좁아져 있다는 진단을 받는 경우가 많다.

3단계에서는 쉬고 있을 때나 밤에 자고 있을 때 종아리 등에 강한 통증을 느끼게 되고, 더 진행되면 혈행이 악화된 발끝 부분에 궤양이 생기며, 더 심하게 악화되면 발끝이 괴사가 되는 심각한 질병이다.

•실제로는 암보다 무서운 순환기병

최근 일본 후생성 통계조사에 따르면 일본에서 1년 동안 심근경색이나 심부전 같은 심장병으로 사망하는 사람이 약 16만 명, 뇌경색과 뇌출혈 등 뇌졸중(뇌혈관질환)으로 사망하는 사람은 약 13만 명으로 순환기병으로 목숨을 잃는 사람이 연간 약 29만 명에 이른다. 폐암, 위암 등 암으로 사망하는 사람의 수가 연간 약 32만 명인 것을 감안했을 때 암과 순환기병의 총 사망률이 거의 맞먹는다고 볼 수 있다. 다시 말해 평균 3명 중 1명은 순환기병으로 목숨을 잃는다는 이야기가 된다.

또한 뇌경색과 심근경색에 대해서 대부분 '추운 계절에 노인을 위협하는 질병'이라고 알고 있을 것이다. 그런데 10만 명 이상의 남녀를 10년간 추적 조사한 결과에 따르면 뇌경색은 겨울보다 여름에 많이 발생하며, 30~50대에도 급증하는 추세라고 한다. 일본에서는 뇌경색으로만 전국에서 110만 명이 치료를 위해 통원 혹은 입원을 하는 실정이다.

운동도 열심히 하면서 건강을 잘 지키던 가수가 갑자기 뇌경색으로 쓰러지거나, 개그맨이 마라톤에 도전했다가 급성심근경색을 일으켜 한때 목숨이 경각에 달렸었다는 뉴스도 본 적이 있다.

또한 누운 채로 간호를 받고 있는 사람이 약 40만 명인데, 그 가운데 45%가 순환기병이며 그중 90%가 뇌졸중 환자라고 한다.

이처럼 순환기병은 암보다 무서운 질병이라 아니할 수 없다.

•건강한 종아리 없이는 장수도 없다

혈관이 경직되는 가장 큰 원인은 운동부족과 과식이다. 그렇다고 해서 장시간 조깅을 하거나 테니스를 하는 등 격렬한 운동을 하게 되면 오히려 혈관을 수축시켜서 굳어지게 만드는 역효과를 가져올 수 있다.

단식 같은 절제된 식생활도 좋지 않다. 그로 인해 혈액 속 콜레스테롤이 줄게 되면 혈관 벽이 쉽게 찢어지기 때문이다.

사실 콜레스테롤을 포함한 중성지방은 무조건 좋지 않은 것으로 취급되는 경향이 있다. 하지만 세포막의 중요한 성분으로서 각종 호르몬의 근원이기도 하며, O157 같은 병원균을 중화해서 독을 없애주기 때문에 감염 예방에도 빼놓을 수 없는 성분이다.

격렬한 운동이나 절제된 식생활보다도 적절하게 몸과 발목을 움직이고 균형을 갖춘 식사를 하며 종아리마사지를 하는 것이 순환기병 예방에 효과적이다.

"종아리는 다리의 혈액을 밀어 올리는 제2의 심장으로, 심장활동을 조절하고 있는 고도의 기관이다. 우리 인간은 건강한 종아리 없이는 혈액순환을 정상으로 유지할 수 없다."라고 이시카와 요이치 박사는 말하고 있다.

PART 8

90세부터도 젊음을 되찾아주는
노화방지법

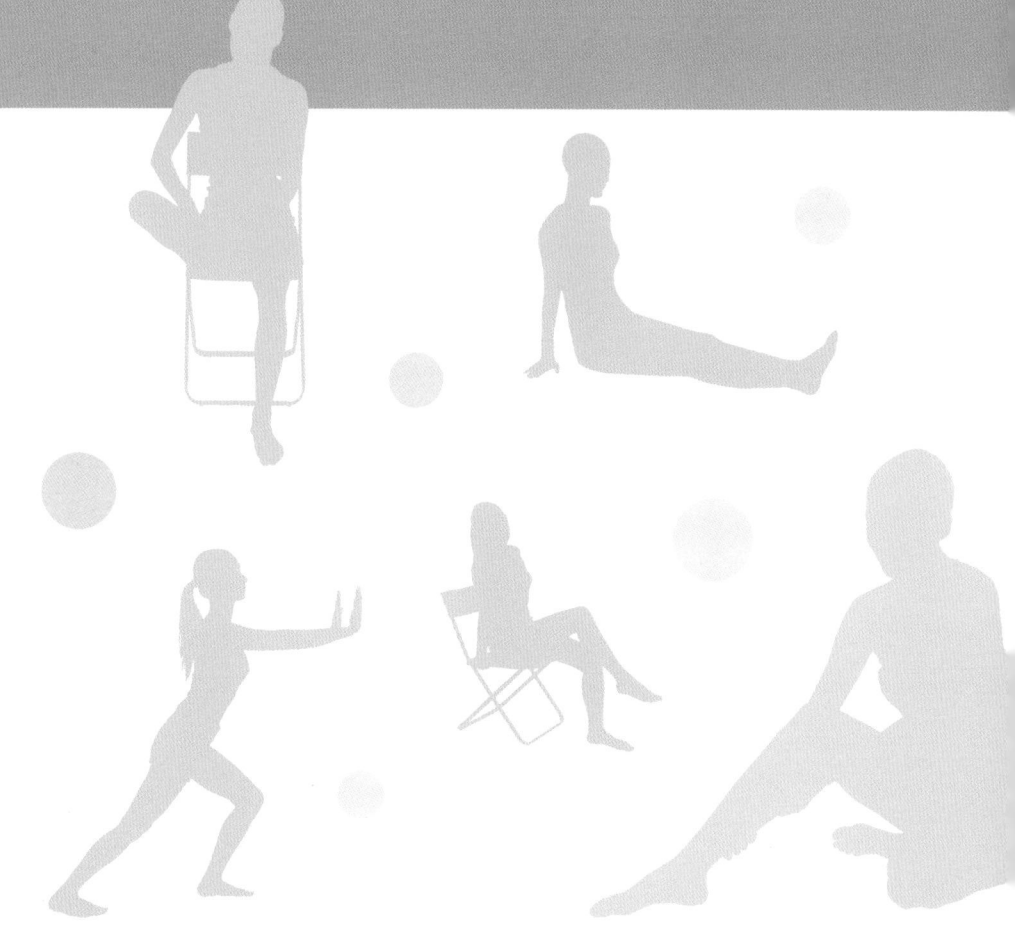

혈류가 향상되면 90세부터라도 다시 젊어진다

새뮤얼 울먼의 시에 '청춘이란 인생의 어느 기간이 아니라 마음 상태를 말한다.'라는 구절이 있다. 거기에 '혈액의 상태'를 말하는 것이 청춘이라고 덧붙이고 싶다.

우리 몸이 노화하는 것은 나이를 먹으면서 신진대사가 쇠퇴하고, 몸속에서 만들어지는 물의 양이 줄기 때문이다. 신생아 때 80%였던 수분이 성인이 되면 60%, 고령자가 되면 50% 이하밖에 되지 않는다. 그래서 피부가 늘어지고 주름이 생기는 것이다.

그러나 나이를 먹어도 혈액이 원활하게 흐르면, 36.5~37.1도의 건강한 체온이 유지되고, 영양과 호르몬도 온몸 구석구석까지 잘 운반되게 된다. 반면에 불필요한 지방이나 노폐물, 수분은 몸 밖으로 원활하게 배출된다. 세포가 활성화되어 있기 때문에 혈색도 좋아서 상쾌하고, 활기차게 살 수 있다.

90대부터 종아리마사지를 시작해서 치매를 막고 107세의 천수를 누린 쌍둥이 할머니처럼 혈류는 나이가 아무리 많아도 개선될 수 있으며 젊음을 놀랄 만큼 다시 찾을 수 있다.

•종아리마사지가 피부를 매끄럽게 해준다

피부 고민이 많은 사람의 80% 정도가 냉증을 호소하고 있다. 10대에서 60대까지 763명을 대상으로 이뤄진 제약회사 앙케트에서 손발의 피부가 거친 사람 중 78%가 냉증이 있다는 결과가 나왔다.

한편 피부과 전문의에 따르면 "손발이 잘 트고 갈라지는 사람에게 손발 마사지를 2주간 했더니 혈행이 개선되어 몸 표면의 온도가 상승하고, 피부 트러블이 개선되었다."고 한다. 혈행을 원활하게 해서 체온을 높이는 것은 피부미용을 위해서도 좋은 방법이다. 그리고 그 혈행을 원활하게 하는 것이 종아리마사지다.

종아리를 매일 주물러 풀어주면 혈액은 반드시 지금보다 원활하게 흐르고, 체온이 올라가며 건강도 좋아진다. 또 건강한 체온이 유지되고 전신의 세포가 활성화하며 노폐물이 원활하게 배출되어 기미도 가령취(노인 냄새)도 생기지 않게 된다. 그리고 피부는 언제까지나 생기 있으며, 면역력은 높아지고, 쓸데없는 지방이 붙지 않아 늘 젊게 살아갈 수 있다.

•고령자에게 열중증이 많은 이유

여름철에 열중증으로 병원에 실려오거나 사망하는 사람의 대부분은 고령자다. 신체 기능이 약해진 고령자는 자율신경 기능이 망가지기 쉬운 데다 급작스러운 더위에 잘 적응하지 못한다.

그러면 체내 수분이 정체되고, 몸에 쌓인 열을 쉽게 내릴 수 없으며 내장 활동도 약해져서 최악의 경우 사망에 이르게 된다.

열중증을 막기 위해서는 가장 먼저 몸에 쌓인 열을 쉽게 방출할 수 있는 몸이 되어야 한다.

여기서도 종아리마사지가 힘을 발휘한다. 혈액, 림프액, 수분 등 모든 체액 순환 개선에 매우 효과적이기 때문이다. 반대로 말하면 종아리는 체액 순환을 민감하게 반영한다고 할 수 있다.

'나이가 들면 혈액순환이 악화되고, 종아리의 온도가 눈에 띄게 낮아진다. 반대로 종아리는 다리에서 운동으로 가장 온도를 높이기 쉬운 부위다.'라는 데이터를 발표한 것은 나고야시립대학 의학부의 가니에 료이치(蟹江良一) 조교수다.

체온 차를 세밀하게 측정할 수 있는 서모그래피를 사용해 노인보건시설에서 생활하고 있는 20명(평균연령 83.1세)과 성인 20명(34.5세)의 다리 온도를 측정했다.

결과는 매우 흥미로웠다. 성인은 허벅지 바깥쪽, 허벅지 안쪽, 정강이, 종아리 온도를 각기 측정했는데 거의 차이가 없었다.

• 종아리 온도는 간단하게 올릴 수 있다

그런데 고령자의 데이터를 보면 종아리의 온도가 매우 낮아서 가장 체온이 높은 허벅지와 비교했을 때 평균 1.75도나 차이가 났다. 그래서 고령자에게 하루 두 번의 공중 자전거타기 등 간단한 다리 운동을 6주간 계속하게 했다. 그러자 허벅지 등에서는 운동을 해도 체온이 0.1~0.4%밖에 상승하지 않았지만, 종아리는 1.7%

에 해당하는 054도나 상승했다.

이것은 종아리 스트레칭을 열심히 하면 종아리의 온도가 쉽게 올라간다는 것을 시사하고 있다. 그러면 혈액의 펌프작용도 강해지고 따뜻한 혈액이 몸 구석구석까지 미치기 때문에 결과적으로 몸 전체의 체온이 올라가게 된다는 이야기다.

그동안은 다리 근육이 쇠퇴하는 것을 막으려면 무조건 허벅지를 단련해야 한다는 인식이 강했는데, 종아리 스트레칭이나 마사지야말로 더 필요한 운동임을 증명하는 자료가 되었다.

젊음을 유지하기 위해서는 장 기능을 원활하게 해서 변을 정체시키지 않는 것도 중요하다. 몸에 쌓인 노폐물의 75%는 변으로 배설되고, 반대로 변이 장내에 오래 머물면 온갖 독소도 오래 정체되어 노화를 부추기게 되는데 종아리마사지는 장을 직접적으로 활성화하기 때문에 변비가 없어지게 된다.

PART 1의 종아리마사지 외에 까치발 서기를 반복하거나 침대 위에서 발목을 구부리고 늘이는 등, 체력에 따라 무리하지 않게 종아리를 움직여 자극을 주면 좋은 효과를 볼 수 있다.

PART 9

통증과 피로를 없애주는
허리통증·무릎통증·어깨결림 치료법

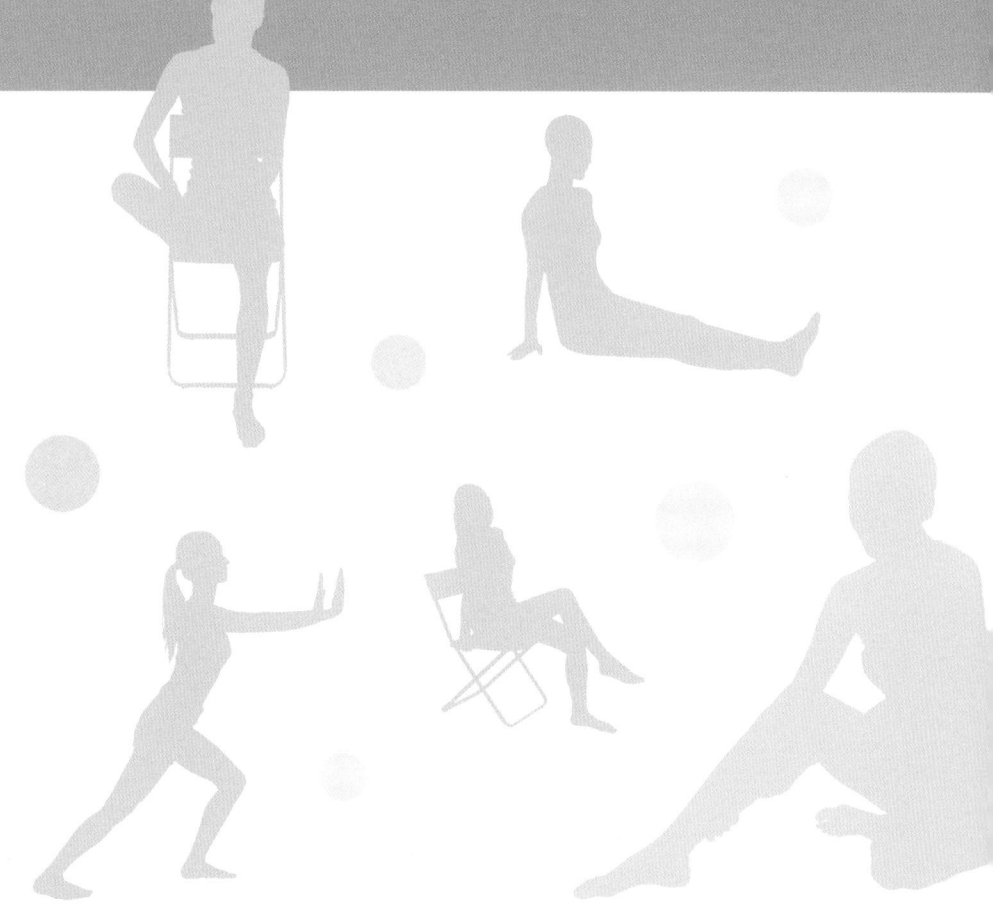

•현대인의 국민병 '요통'

요통은 세계 인구의 60~80%가 평생에 최소 한 번 이상은 경험한다고 한다. 대부분은 6주 이내에 낫지만 5~10%는 만성적으로 진행되어 평생 극심한 고통을 겪게 된다.

이 때문에 많은 사람들이 병원 치료를 믿지 못하고 침, 뜸, 습포, 요통 체조, 요통 벨트, 저주파치료기 등 남들이 좋다는 민간요법을 찾아 헤매며 시간과 돈을 허비하고 있다. 그래도 쉽게 낫지 않아 긴 시간 고통 받고 있는 사람들이 참으로 많다.

일반적으로 허리통증은 40대 이후 중장년층에 많이 발생되었다. 하지만 최근에는 20~30대의 젊은 나이에서도 환자가 매년 급증하고 있다.

허리통증이 생기는 원인은 대부분 잘못된 자세, 운동 부족, 비만 등 나쁜 생활습관에 있다고 지적하지만, 사실 85%는 '원인불명'이라는 데이터도 있는 불가사의한 병이다.

흔히 '허리통증 혹은 요통'이라고 통틀어 표현하는데, 이것의 종류는 만성 요통, 추간판탈출증, 좌골신경통 등 여러 가지로 나눌 수 있다.

거의 공통된 요인으로는 허리 주변 근육이 쇠퇴해서 뼈를 지탱하는 힘이 약해진 데다 거기에 부자연스러운 힘이 가해지기 때문으로 보고 있다. 그 결과 근육이 긴장하거나 추간판이 삐져나오거나 척추 사이가 좁아져서 통증이 발생하게 된다.

그렇다면 과연 허리통증에서 벗어나는 길은 없는 것일까?

•종아리 근육을 늘이면 요통이 가벼워진다

종아리 근육은 허리 상태에 따라 크게 좌우된다.

허리통증이 있는 사람은 허리를 지탱하는 근육의 좌우 상태가 서로 다른 경우가 많다. 좌우 골반의 높이와 고관절의 위치가 어긋나서 허리를 지탱하는 기능에 불균형이 발생하며, 좌우 종아리에도 불균형한 힘이 가해져 큰 부담이 가게 된다.

결국 무리를 강요당한 종아리는 혈액을 운반하는 펌프력이 약해지고 근육의 피로도가 높아지게 된다. 또 혈류가 정체되어 다리가 잘 붓거나 조금만 걸어도 피곤하고 쥐가 잘 나며, 좌우 발목에도 무리가 가서 발바닥이나 발꿈치가 아프기도 한다.

이 말을 반대로 생각해보면, 종아리 스트레칭으로 혈행을 원활하게 하면 등뼈 주변의 근육이 풀리고 허리통증도 완화된다는 뜻이다.

최근 허리가 무겁고 뻐근하다면 요통을 개선시켜주는 스트레칭을 시작해보자.

종아리의 심부에는 넙치근, 표면 가까이에는 비복근이라는 두 가지 근육이 있다. 두 근육 다 발목을 구부리고 늘이는 동작과 관련 있으며, 비복근은 혈액을 밀어 올리는 펌프 활동도 맡고 있다.

PART 1 '종아리마사지 방법'에서 37페이지를 보면 마무리 스트레칭으로 '아킬레스건과 종아리 늘여주기'라는 동작이 있다. 이것을 매일 힘을 주지 말고 좌우를 느긋하게 10초씩 천천히 늘이면 넙치근과 비복근을 유연하게 유지할 수 있다.

허리가 아픈 사람은 비복근이 딱딱하게 굳어 있는 경우가 많으므로, 이 비복근을 스트레칭으로 풀어주면 허리 주변 근육에 좋은 자극을 주어 요통이 훨씬 가벼워지게 된다.

요통이 만성화된 사람에게는 조금 아프고 힘든 스트레칭일 수 있다. 하지만 서두르거나 무리하지 말고 매일 조금씩 강도를 늘려가면서 습관화하면 좋은 결과가 올 것이다.

•무릎통증은 '연골 케어'로 개선된다

노후의 쾌적한 생활을 방해하는 요인의 하나인 관절통증은 관절연골이 닳아 관절에 염증을 일으켜서 생기는 병으로 정식 병명은 '변형성관절증'이다. 그 가운데서 대표적인 것은 체중을 가장 많이 받기 쉬운 무릎에 생기는 변형성관절증이다.

일본에서는 60세 이상의 40%인 1000만 명이 이 병에 시달리고 있다고 한다.

그렇다면 변형성 무릎관절증은 왜 발생하는 것일까?

무릎관절은 인체에서 가장 크고, 운동범위도 큰 관절 중 하나로 보행에 직접적인 영향을 주는 관절이다. 직립보행을 하는 우리 인간은 거의 모든 활동을 하는 데에 무릎관절이 중추적인 역할을 하며, 수명이 점점 늘어나는 현대에 있어 무릎통증은 가장 흔하게 발생하는 질환이 되고 있다. 나이를 먹으면 흰 머리가 생기듯이 다리의 근육도 쇠퇴하기 때문에 무릎통증이 생기기 쉬운 것은 어찌 보면 당연한 순리라고 할 수 있다.

그러나 꼭 나이 때문만은 아니다. 많은 운동량 때문에 무릎을 혹사해도 발생할 수 있고, 무엇보다 체중이 많이 나갈수록 무릎에 미치는 부담이 증가하게 된다.

평지를 걸을 때는 체중의 약 2~3배, 계단을 오르내릴 때는 약 4배, 달리기를 할 때는 약 6배의 힘이 무릎에 가해진다. 체중 40kg인 사람이 계단을 오르내릴 때는 약 160kg, 80kg인 사람은 약 320kg의 하중이 무릎에 가해지게 되는 것이다.

또한 나쁜 자세도 무릎통증의 큰 원인이 된다.

인간의 등뼈는 신체를 균형 있게 유지하기 위해서 S자 곡선을 그리고 있는데, 배가 볼록 나온 체형일 경우 몸의 중심이 앞쪽으로 이동해서 이 곡선에 큰 부담이 가게 된다. 그래서 허리 근육도 잘 뭉치고, 혈류가 좋지 않아 신경이 압박되어 허리통증은 물론 무릎통증의 원인이 된다.

혈액순환장애도 무릎의 큰 적이다.

닳아서 줄어든 연골은 혈액을 통해 운반되어온 영양을 이용해

재생 복구되고 있기 때문에 혈류가 좋지 않으면 영양성분이 구석구석까지 미치기 어렵다. 그러면 필연적으로 연골 재생이 늦어져서 무릎통증이 발생한다.

무릎통증을 완화시키기 위해 가정에서 할 수 있는 것은 역시 뭐니 뭐니 해도 다리의 혈행을 좋게 하는 마사지다. 종아리를 신경 써서 주무르면 무릎통증은 얼마든지 개선될 수 있다.

•종아리를 주무르면 어깨결림이 개선되는 이유

어깨결림도 많은 사람이 경험하고 있는 증상인데, 결리는 것은 그 부위의 근육이 지나치게 긴장되어 있다는 신호다.

'결림'은 어깨만이 아니라 눈 주변과 목 근육, 등과 허리 등 여러 곳에서 나타나는데, 처음에는 근육이 뭉치다가 심하면 철판처럼 딱딱하게 굳는 경우도 있다.

우리는 어깨가 뭉치거나 결리면 다양한 방법을 사용한다. 결리는 곳을 직접 주무르거나 따끈한 수건으로 습포를 하거나 어깨 스트레칭을 하기도 한다. 가령 어깨를 쭉 펴고 기지개를 켜기도 하고, 양쪽 어깨를 귀에 닿을 정도로 올렸다가 힘을 빼어 툭 떨어 뜨리거나, 한쪽 팔을 가슴 앞쪽으로 하고 반대편 팔로 끌어 당겨 주는 방법 등을 쓰기도 한다. 그러나 가장 추천하고 싶은 것이 종아리마사지다. 종아리마사지는 몸 어느 부분의 뭉침이나 결림에도 효과를 발휘하기 때문이다.

하루 종일 컴퓨터 앞에 앉아 일하는 사람은 결리거나 뭉치는 증상이 매우 심한 경우가 많다. 그런 사람은 어깨나 목 근육은 물론이고 눈이 침침하며, 머리도 아파서 "더는 못 참겠어요."라고 호소하며 지친 얼굴로 나에게 찾아온다.

내가 종아리를 주무르기 시작하면 처음에는 정색하며 "어깨를 주물러주셨으면 좋겠는데요."라고 말한다. 그러면 나는 결림이 심할 때는 먼저 종아리부터 풀어서 혈액순환을 원활하게 만들어 몸 전체의 긴장을 푸는 게 좋다고 설명한다.

그렇게 계속 마사지를 하다 보면 결국 반신반의했던 표정이 점점 풀리면서 뭉친 부분을 직접 풀지 않아도 어깨가 편해질 수 있다는 사실을 이해하게 된다.

한 예로 등과 허리통증에 시달리던 직장 여성이 있었다. 그녀는 "휴식시간에 발목을 돌려주거나 종아리를 2~3분 마사지한 다음 마지막으로 아킬레스건을 풀어주는데, 이렇게만 해도 저녁에 느껴지는 피로가 훨씬 덜해요. 통증도 완전히 없어졌어요."라며 기뻐하기도 했다.

•종아리마사지로 온몸의 근육을 풀어준다

근육은 우리가 자고 있을 때도 끊임없이 활동한다. 하나는 몸을 움직이기 위해, 또 하나는 근육을 늘이거나 줄이는 펌프 작용을 반복하며 혈액순환을 촉진하기 위해서이다.

근육을 장시간 격렬하게 사용하면 펌프작용이 미처 그 활동량을 쫓아가지 못해서 혈액이 정체된다. 그로 인해 근육은 산소 결핍 상태가 되어 젖산 등 피로물질을 원활하게 배출할 수 없게 된다. 그 뒤로도 근육은 계속해서 사용되기 때문에 피로물질은 갈수록 쌓여만 갈 뿐이다. 이 상태가 지속되면 근육은 유연성을 잃고 딱딱하게 굳어져간다. 이것이 바로 '결림'의 정체다.

종아리마사지는 전신의 혈액순환을 원활하게 만들기 때문에 우리 몸의 근육 구석구석까지 신선한 산소를 공급해서 전신을 부드럽게 풀어주는 데 아주 효과적이다.

PART
10

호르몬 균형을 바로잡는
불면증·우울증 치료법

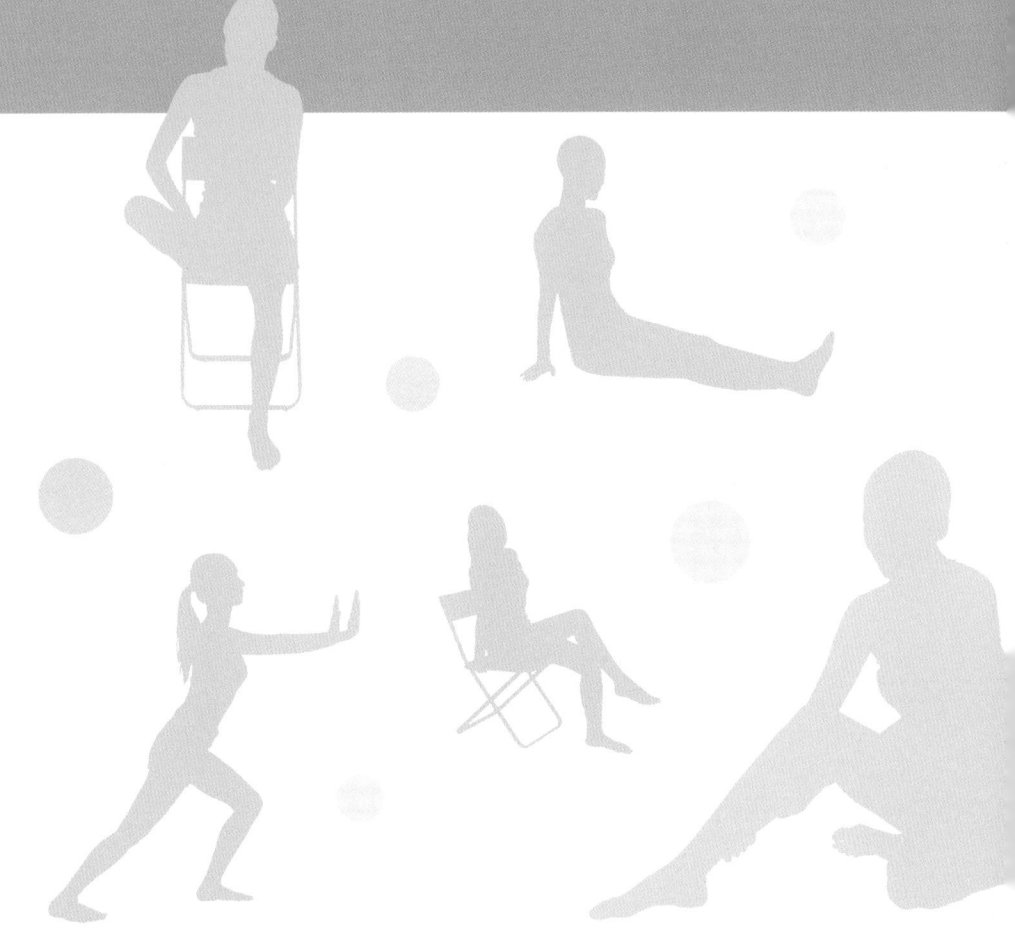

•스트레스로 딱딱하게 굳어지는 종아리

스트레스가 심하면 위장 기능이 저하된다는 것은 잘 알려진 사실이다. 그런데 걱정거리가 있거나 정신적으로 긴장될 때도 종아리가 약간 당기거나 딱딱해지는 것을 느낄 수 있다.

이처럼 종아리는 우리의 마음 상태를 직접적으로 반영한다. 다시 말하면 자율신경과 호르몬의 이상을 알려주는 지표라고 할 수 있다.

요즘 '자율신경실조증'이 자주 화제에 오르고 있다. 이것의 주된 원인은 정신적 스트레스다. 가정이나 직장 환경, 인간관계, 몸 상태, 잘못된 식생활 등이 복잡하게 엉켜 마음을 불안하게 하고, 그로 인해 자율신경의 균형이 망가져서 정신 불안과 불면증, 우울감을 유발하게 된다.

자율신경은 우리가 뭔가에 깜짝 놀라면 심장이 두근거리는 등 우리의 의지로는 조절할 수 없는 부분에서 기능하는 신경이다. 내장 전체에 분포되어 있으며 분비, 순환, 발한, 호흡 등과 깊은 연관이 있다.

우리 몸을 구성하는 60조 개의 모든 세포 활동을 조정하며, '교감신경'과 '부교감신경'이 시소처럼 균형을 맞춰 우리 몸을 안정된 상태로 유지시킨다.

긴장되어 있을 때나 화가 났을 때, 혹은 열심히 움직일 때 우위에 서서 활동하는 것이 교감신경인데, 우리 몸을 차게 식히는 신경이다. 반면에 긴장을 풀거나 휴식을 취할 때 우위에 서서 작용하는 것이 부교감신경이며, 이것은 우리 몸을 따뜻하게 한다.

그런데 큰 고민거리나 과로, 수면부족이 지속되는 등 스트레스가 장기간 지속되면 그 영향은 자율신경에 미쳐서 교감신경이 지나치게 긴장하게 된다. 그로 인해 몸은 차가워지고 체내 리듬이 서서히 무너져간다.

우리의 몸과 마음은 우리가 상상하는 것 이상으로 서로 밀접하게 관련을 맺고 있어서 자율신경의 균형이 깨지게 되면 두통, 초조감, 불면, 냉증, 설사, 변비, 얼굴 화끈거림, 떨림 등 여러 가지 좋지 않은 증상이 나타나게 된다.

자율신경실조증은 남성보다 여성에게서 많이 일어나는데, 이것은 여성의 경우에만 생리, 임신, 출산, 갱년기 등이 있기 때문이다. 즉, 자율신경과 호르몬은 서로 깊은 연관이 있는 것이다.

냉증은 난소와 자궁도 차갑게 만든다

질병 예방도, 치료도 자율신경의 균형이 중요한 열쇠가 되기 때문에 좀 더 자세히 설명하기로 한다.

다음은 자율신경의 불균형이 유발하는 질병들이다.

'암, 우울증, 갱년기장애, 류머티즘, 교원병, 파킨슨병, 궤양성대장염, 고혈압, 당뇨병, C형간염, 위궤양, 귀 울림, 현기증, 난청, 백내장, 편두통, 안면신경 마비, 무릎통증, 허리통증, 원형탈모증, 전립선비대증, 빈뇨, 불면증, 냉증, 치질, 변비, 무좀……'

아주 일부만 제시해도 이 정도로 많다. 따라서 건강의 열쇠는 자율신경의 정상화에 있다고 해도 과언이 아니다.

그러면 자율신경의 메커니즘에 대해 좀 더 알아보기로 하자.

자율신경은 심장 활동, 호흡, 체온 조절, 에너지 대사 등을 조절하는 신경이다. 추우면 먼저 몸의 표면부터 차가워지는데, 이는 체열을 밖으로 빼앗기지 않도록 자율신경이 피부 혈관을 수축시키기 때문이다. 또 우리에게 체온이 있는 것은 내장과 근육 등 세포의 활동으로 만들어진 열이 따뜻한 혈액이 되어 몸속으로 공급되고 있기 때문이다. 따뜻한 외부 공기와 접촉하고 있는 피부에 많은 혈액을 공급하면, 혈액이 차가워져서 체온이 내려가기 때문에 그렇게 되지 않도록 자율신경이 작용한다.

우리 몸은 추우면 손발도 함께 얼어붙는다. 이것은 내장과 뇌 등 생명 유지를 위해 가장 필요한 부분을 보호하고자 '말단(끝 부분)'으로 가는 혈류가 감소하기 때문이다. 난소와 자궁도 말단으로 취급된다.

이러한 반응들을 필요 이상으로 많이 발생하게 만드는 것이 냉증이다.

•지나치게 성실한 사람은 자율신경이 망가지기 쉽다

피부와 손발의 동맥이 수축되는 데 작용하는 것이 교감신경이다.

교감신경과 부교감신경에는 원래 역할이 세밀하게 분담되어 있어서 한쪽이 수축하면 다른 한쪽은 이완하며 시소처럼 거의 반대 작용을 하도록 되어 있다. 예를 들어 위장 활동은 교감신경이 억제하고, 부교감신경이 촉진하는 식이다.

그렇다면 '자율신경이 균형을 이룬 상태'란 구체적으로 어떤 것을 말할까?

자율신경은 약 12시간 교대로 주간에는 교감신경이, 야간에는 부교감신경이 우위에 서서 활동하는데, 둘의 역할이 정확하고 원활하게 분담되고 있는 상태를 말한다. 이 상태에서 어느 한쪽의 활동이 지나치게 많아지면 혈액순환 장애가 발생해 몸이 차가워진다.

자율신경은 감정에 좌우되는데 일이나 육아로 인한 화, 걱정, 과로와 이에 비해 비교적 자극이 작은 무기력, 수면 부족 등의 스트레스가 가해지면 균형이 깨지게 된다.

그리고 '손발은 찬데 얼굴은 화끈거린다', '나른하고 피곤한데 가슴이 뛴다'라는 식으로 서로 어긋나는 증상이 나타나거나 현기증, 불안감, 생리불순 같은 증상이 나타난다.

그런데 특히 자율신경의 균형이 잘 깨지기 쉬운 체질이 있다.

알레르기나 허약 체질인 사람, 현기증이 잘 나는 사람, 냉증이 있는 사람, 멀미가 잘 나는 사람, 생리불순과 생리통이 있는 사람 등이다.

성격적으로는 내성적이고 감정을 잘 억누르는 사람, 걱정 근심이 많은 사람, 정서가 불안정한 사람, 화를 잘 내는 사람, 매사에 성실하고 참을성이 강한 사람, 다시 말해 스트레스가 쌓이기 쉬운 사람이다.

•종아리를 주무르면 푹 자고 일찍 일어난다

뻔한 말 같지만, 자율신경을 정상화하는 지름길은 아무쪼록 '푹 자고 일찍 일어나는 것'이다.

아침에 햇볕을 쪼이면 우리 몸에서는 '행복 호르몬'이라는 세로토닌이 다량으로 분비되고 생체시계도 거뜬하게 재시동된다. 세로토닌은 이렇게 자율신경의 균형을 맞추는 작용을 한다.

아침에 상쾌하게 일어나기 위해서는 자기 전에 교감신경을 진정시키고, 부교감신경은 충분히 활동하도록 해서 숙면을 취해야 한다.

PART 3의 체험담에서 종아리마사지의 숙면 효과에 대해 이야기했듯이, 잠들려면 평균 2시간씩 걸렸던 아이가 2분 만에 쌔근쌔근 잠이 들었을 정도다.

종아리를 주물러서 푹 자고 일찍 일어나는 습관을 들이면 기분 좋은 시간이 늘어나서 자연스럽게 스트레스가 줄고 자율신경은 균형을 이루게 된다.

•호르몬과 종아리의 불가사의한 관계

여성호르몬, 성장호르몬, 갑상선호르몬……. 이처럼 여기저기서 흔히 듣는 말이 '호르몬'이지만 실태를 파악하기는 쉽지 않다.

호르몬은 체내에 100종류 이상 존재하며 우리 몸의 여러 기능을 조절하기 때문에 지극히 미량으로 활동하는 물질이다. 몸 건강을 유지하기 위한 일종의 윤활유라고도 할 수 있다.

호르몬은 갑상선, 부신, 난소 등 온몸에서 만들어지며, 가까이에 있는 세포에 활동하거나 혈액 속에 공급되어 멀리 떨어진 세포에까지 활동하기도 한다.

우리 몸에는 '항상성'이라는 신체 기능을 일정하게 유지하려는 기능이 갖추어져 있다.

우리 몸에 수분이 부족할 때는 혈압을 유지시키는 호르몬과 신장에 작용해서 소변을 농축시켜 수분 손실을 막는 호르몬이 분비된다. 그리고 뇌에는 갈증을 느끼게 해서 물을 마시도록 만드는 호르몬이 분비된다.

호르몬의 균형이 깨졌다는 말은 몸에 수분이 부족한데도 갈증을 느끼지 못하는 등 건강에 이롭지 못한 상태를 의미한다. 100종류 이상의 호르몬 기능이 연달아 망가지기 시작하면 우리 몸속은 무정부 상태에 빠지고 만다.

현대인은 특히 교감신경이 긴장되어 있는 상태라서 수면의 깊이가 얕고 몸은 차가워져 있을 때가 많다. 이때 종아리를 정성껏 주물러 풀어주면 긴장이 풀려서 몸이 따뜻해지기 때문에 맨 먼저 불면증이 개선되고, 마음이 안정되어 흐트러진 자율신경과 호르몬이 서서히 균형을 이루게 된다.

종아리마사지는 내 몸과 마음의 건강을 스스로 지킬 수 있는 가장 손쉬운 방법이다.

PART 11

알레르기 치료를 도와주는
아토피·꽃가루알레르기· 천식 개선법

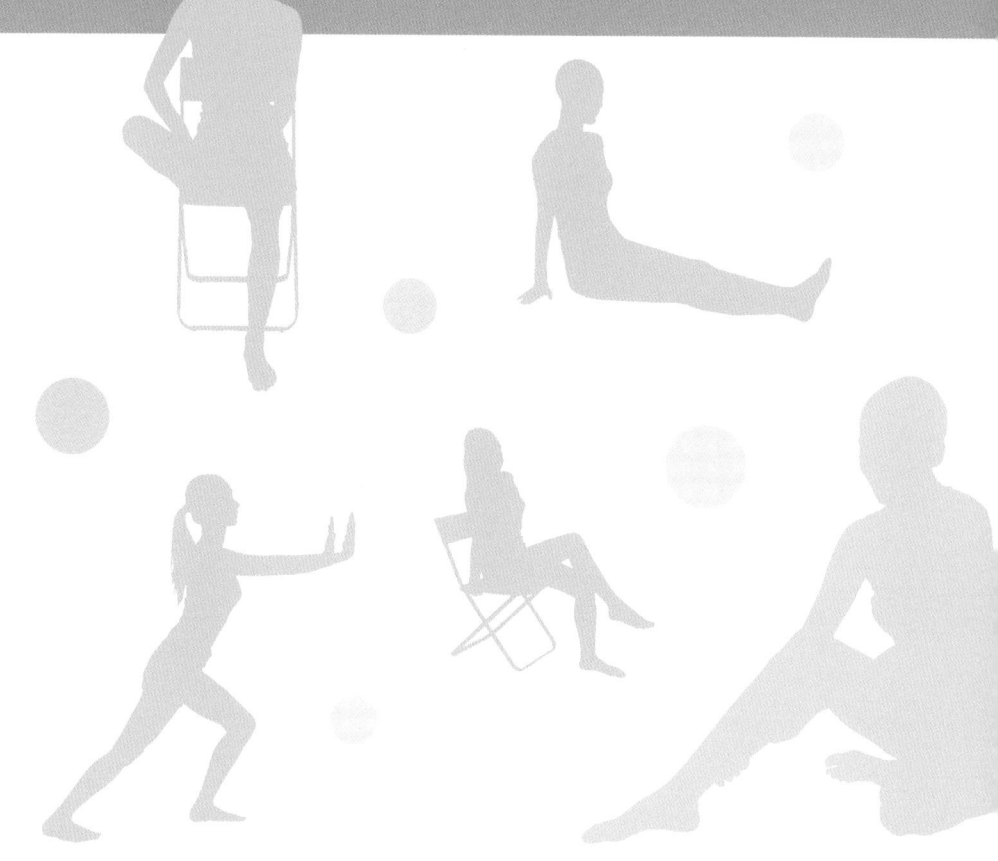

•신진대사를 높이면 알레르기가 개선된다

콧속이 간지럽고, 콧물은 시도 때도 없이 흐르며 눈은 빨갛게 충혈돼서 꺼내어 씻고 싶을 만큼 가렵고, 재채기가 연달아 나오는 증상……. 이것이 바로 꽃가루알레르기다.

이 꽃가루알레르기를 앓는 사람이 전체 인구 중 30%는 될 것이라고 추정하고 있다. 수도권에서는 60%의 여사무원이 꽃가루알레르기 증상이 있다는 연구 결과도 나와 있다.

꽃가루알레르기의 원인으로는 삼나무, 편백나무, 돼지풀, 쑥 등의 꽃가루가 콘크리트와 아스팔트에 떨어져 건조한 상태에서 대량으로 날아다니는 것과 배기가스 등의 대기오염물질의 작용으로 보고 있다.

뿐만 아니라 현대인들은 스트레스가 너무 심해서 자율신경의 균형이 깨지기 쉬운 점도 큰 요인으로 작용한다. 자율신경에 대해서는 PART 10을 참조하기 바란다.

요즘에는 아토피와 천식을 비롯한 각종 알레르기 질환으로 고생하는 사람이 남녀노소를 막론하고 계속해서 늘고 있다. 이는 특히 소아·청소년기 질병 부담 순위에서 1위를 차지할 만큼 국민의 의료비용을 증가시키고 삶의 질을 떨어뜨리는 주요 질환으로 지목되고 있다.

우리 몸에는 자신의 몸을 스스로 바로잡고 질병으로부터 회복시키는 자연치유력이 갖춰져 있다. 날카로운 것에 베이거나 깨져서 상처가 났을 때 상처 부위를 덮으려는 능력, 감기에 걸리면 열을 발산함으로써 면역력을 높여 바이러스를 물리치는 능력이 그것이다.

알레르기는 원래 몸을 보호해주어야 할 면역력이 자신의 몸에 불리하게 작용하는 질환이다. 종류도 다양해서 음식물 알레르기, 금속 알레르기, 동물 알레르기, 비염, 피부염, 결막염 등 무수한 알레르기 질환이 생겨나고 있다. 한마디로 현대는 알레르기 시대라고 해도 과언이 아니다.

알레르기를 개선시킬 수 있는 열쇠는 신진대사 개선에 있다.

신진대사란 앞서도 말했듯이 음식물로 섭취한 영양을 몸속에서 갖가지 형태로 바꿔 이용하되 불필요한 이물질은 배출하는데, 이는 우리가 살아가기 위해 꼭 필요한 시스템이다.

신진대사가 원활하면 혈액과 내장, 뼈, 피부, 머리카락, 손톱 등 온몸의 조직 세포가 활성화해서 트러블이 생겨도 가뿐하게 새로 태어나게 된다.

신진대사가 원활한 몸속에서는 당연히 자연치유력과 면역력도 정상적으로 활동하게 된다.

신진대사가 원활한 상태

- 활동적이며 잘 지치지 않고, 혈액순환이 원활하며 냉증과 거리가 멀고, 잘 자고 잘 배출하며, 피부에 윤기가 난다.
- 똑같은 양을 먹어도 살이 잘 찌지 않는다.

신진대사가 원활하지 못한 상태

- 언제나 나른하고 쉽게 지치며, 감기에 잘 걸리고 여름에도 냉증을 느낀다.
- 변비가 있고 잘 자지 못하며 피부가 거칠고, 살이 잘 찌며 나이보다 늙어 보인다.

이처럼 아토피뿐만 아니라 두통, 어깨결림, 고혈압에서부터 암까지 모든 질병은 신진대사 악화로부터 발생한다고 보고 있다.

바로 그 신진대사의 원천이 '혈액순환'이다.

•자신의 종아리를 매일 만져본다

반복해서 말하지만, 종아리 근육에 유연성이 있고 강력한 펌프력만 있다면 온몸의 혈액도 원활하게 흐르고 체온이 오르며 온갖 질병들이 알아서 도망가게 된다.

그러나 현대사회를 살아가는 우리의 종아리는 대부분 아쉽게도 매우 지쳐 있고 쇠퇴해 있다.

장시간 서서 일하거나 지나친 운동으로 인한 피로, 장시간 앉아서 일하는 사무 작업과 개인의 사정으로 인한 종아리 근육의 쇠퇴, 그리고 스트레스와 에어컨에 의한 냉증 등이 종아리의 펌프 작용을 악화시키는 요인들이다. 부디 종아리와 매일 마주하고, 정성껏 주물러주는 습관을 갖기 바란다. 종아리는 당신의 건강을 지켜주는 셀프닥터이기 때문이다.

PART 12

건강하게 오래 살기 위한
종아리마사지 1문1답

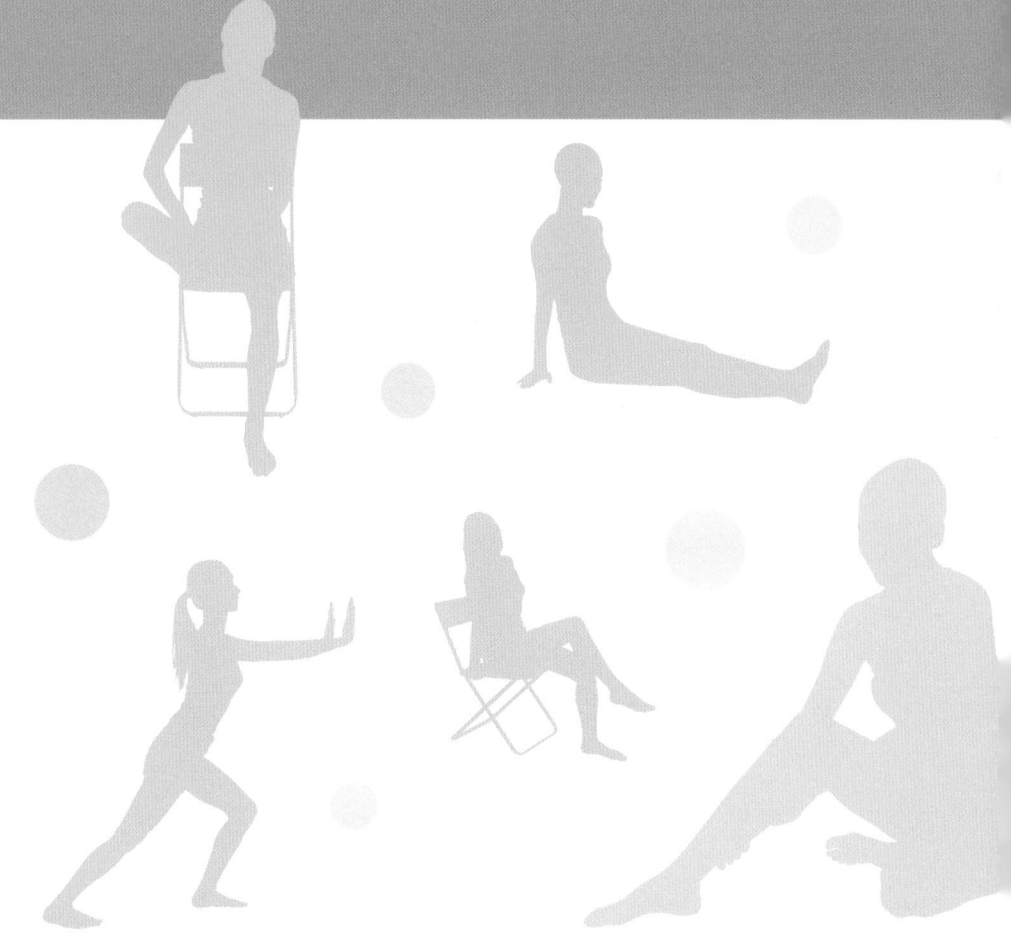

> Q. 내 종아리의 근력이 어느 정도인지 확인하려면 어떤 방법이 있습니까?

A. '한 발로 서기'를 테스트해보세요.

종아리를 포함한 하체 근육과 신경 기능에 대해 간단히 알 수 있는 방법이 있다. 두 눈을 뜬 상태에서 '한 발로 서기' 테스트를 하는 것이다.

① 바닥이 미끄럽지 않은지, 몸이 흔들거리거나 넘어져도 위험하지 않은지 주변을 확인한다.
② 허리에 양손을 댄다.
③ 축이 되는 발을 정하고, 다른 한 발을 바닥에서 5cm 정도 올린다.
④ 축이 되는 장소에서 벗어나거나 올린 발이 바닥에 떨어지면 멈춘다.

30초 이내로 유지했다면 종아리가 상당히 약해진 상태다.

75세 이상 남성일 경우 20초 이상 서 있을 수 있는 사람은 약 40%, 여성은 20%라는 데이터가 있기 때문에 20초 이내라면 당신이 비록 나이는 젊다 해도 '종아리 나이가 75세 전후'라는 이야기가 된다. 반대로 120초 동안 유지했다면 완벽하다.

> **Q.** 평상시 종아리를 건강하게 하려면 어떤 운동이 좋습니까?

A. 종아리에 가장 좋은 운동은 '계단 오르내리기'입니다.

종아리를 건강하게 하는 운동 중 하나가 '계단 오르내리기'이다. 계단을 오르내리면 아킬레스건이 잘 늘어나고 줄기 때문에 종아리 근육도 원활하게 신축되고 펌프력도 높아진다. 계단을 오르기가 힘든 사람은 내려가기만 해도 효과가 있다.

계단은 우리가 생활 속에서 실천할 수 있는 가장 좋은 종아리 운동이다. 가능하면 계단이 있는 길을 고르고, 육교를 피하지 않으며 엘리베이터는 이용하지 않는 등의 규칙을 스스로 정해 종아리를 튼튼하게 만들고, 종아리마사지도 잊지 말자.

잘못 생각하기 쉬운데, 힘든 운동으로 잘 단련된 종아리가 꼭 건강하다고만은 할 수 없다. 그 예로 운동선수의 종아리는 오히려 근육이 많이 피로한 상태일 수 있다. 게다가 무릎에 물이 찼거나 아킬레스건에 염증이 생긴 적이 있거나 무릎과 발목 연결 부위의 인대가 늘어나 통증을 겪는 등 그동안 갖가지 부상을 많이 겪은 상태일 것이다.

의사에게서 "당뇨병은 무조건 많이 걷는 게 좋아요." "매일 만보 걷기는 대사증후군을 개선시키죠."라는 말을 듣고 열심히 따라 했다가 오히려 무릎통증으로 고생하는 경우도 여러 명 보았다. 열심히 걸으면 분명 칼로리도 많이 소비되고, 신진대사도 원활해지며 혈당치도 내려간다. 하지만 다리를 아프게 하는 것은 몸에 좋은 운동이 될 수 없으며 결과적으로 아무런 이득이 없다. 내과적으로 몸에 좋은 것이 정형외과적으로는 몸을 아프게 하는 경우가 있는 것이다.

'몸에 좋은 일'이란 거저 얻어지지 않는다. 내가 사람들에게 "다리를 많이 썼으면 같은 시간을 들여 종아리를 만져서 달래주세요."라고 조언하는 이유도 그 때문이다.

> **Q.** 저녁만 되면 종아리가 빵빵하게 붓는데 어떻게 하면 좋을까요?

A. 종아리를 매일 정성껏 주물러주고,
   종아리 압박 양말도 신어보세요.

　부종은 혈류가 원활하지 못하고, 몸이 차가우며, 혈전이 생기기 쉬운 상태임을 알려주는 신호다. 따라서 뇌경색 같은 심각한 증상이 발생하기 전에 혈액과 림프액의 흐름을 적극적으로 개선시킬 필요가 있다.
　책상에서 업무를 많이 보는 직업이라도 틈틈이 의자에 앉아 1분간만 종아리마사지(PART 1의 22~25페이지 참조)를 해주면 부기를 예방하는 데 큰 도움이 된다.
　휴식시간에는 발목을 돌려주거나 종아리를 정성껏 풀어주어서 다리에 쌓인 혈액을 조금이라도 심장 방향으로 되돌려 보내는 작업을 하는 것이 좋다.

집에서는 욕조에 몸을 담근 채, 혹은 목욕을 끝낸 후에 종아리 마사지를 해주는 것이 좋다.

최근 다양한 종류의 압박 양말들이 판매되고 있다. 압착 스타킹도 추천한다. 이 제품들의 공통된 점은 발끝은 압력이 낮고 발목은 꽉 압박해서 종아리가 70%, 허벅지가 40% 등으로 단계적으로 압력을 떨어뜨리는 기능을 가지고 있다.

원래는 유럽에서 혈전증 예방과 장시간 서 있거나 앉은 자세로 일하는 사람들을 위해 의료용으로 개발된 것이다.

이런 압박 양말은 발끝은 긴장을 풀어서 혈액이 잘 흐르게 하고, 발목에서부터 위쪽은 혈액과 림프액이 올라가기 쉽도록 만들어져 있다.

> Q. 쥐가 잘 나는 편인데, 예방법은 없을까요?

A. 수분과 미네랄을 잘 섭취하고 숙면을 취하며, 종아리를 따뜻하게 마사지해주세요.

종아리나 발바닥 근육에 갑자기 경련이 일어나며 심한 통증을 수반하는 것이 '쥐'다.

"밤에 막 잠들려고 할 때, 혹은 새벽녘에 무심코 다리를 쭉 늘이는데 갑자기 다리에 쥐가 나서 나도 모르게 비명을 지르고 말았다." "수영을 하는데 갑자기 다리에 쥐가 나서 몹시 당황했다." 라고 말하는 사람들을 종종 본다.

이런 경험이 있는 사람은 그 당시의 몸 상태를 떠올려보자. 몸이나 다리가 많이 피로한 상태였거나 준비운동을 충분히 하지 않은 상태에서 갑자기 수영을 시작하지는 않았는지, 혹은 잘못된 섭생을 했다거나 장시간 별 움직임이 없이 한 자세로 있지는 않았는지 말이다.

쥐가 나는 원인으로는 피로물질인 젖산 분비, 수분과 미네랄·비타민 부족, 과음, 운동 부족 등을 들 수 있다. 지나친 운동이나 과로를 했을 때도 근육에 젖산이 쌓여 통증이나 경련이 일어나게 된다.

미네랄은 근육을 수축, 이완시키기 때문에 이것이 부족해도 근육의 비정상적인 수축으로 통증이 발생하기 쉽다. 미네랄 부족은 음식 때문만이 아니라 급격한 운동, 냉증, 혈액순환 이상 때문에도 발생한다.

또 비타민이 부족하면 손발의 끝부분이 저리거나 아픈 경우가 있으며 알코올 대사에는 다량의 비타민이 필요하기 때문에 애주가는 비타민 부족으로 쥐가 잘 나게 된다.

더욱이 장시간 같은 자세로 앉아 있는 일이 많고, 걸을 때 발을 끌듯이 걷거나 아킬레스건과 발목을 거의 움직이지 않는 퇴화된 종아리도 쥐를 유발하는 요인이다.

쥐가 잘 나는 환자의 종아리는 만져보면 심하게 굳어 있거나, 안쪽 깊숙이에서 멍울 같은 근육 덩어리가 만져지는 경우가 많으며, 손으로 조금만 눌러도 펄쩍 뛸 만큼 아파한다.

이처럼 쥐가 잘 나는 사람은 종아리를 세게 주무르지 않더라도 문지르듯이 해서 가볍게 풀어주는 것이 좋다. 목욕을 한 다음에 하면 더 좋은 효과를 볼 수 있다.

쥐가 날 때는 종아리 근육을 천천히 늘여주는 것이 좋은 대처법인데 방법은 아래와 같다.

① 다리를 쭉 펴고 한손으로 무릎을 누르면서 다른 한손으로는 발끝을 천천히 얼굴 쪽으로 구부려 종아리 근육을 쭉 늘여준다.
② 잠자리에서 당길 경우에는, 가까이에 벽이 있으면 그대로 발바닥으로 벽이나 바닥을 강하게 누른다.
③ 가까이 있는 사람에게 발바닥을 지압해달라고 부탁한다.

> Q. 종아리를 조금만 주물러도 굉장히 아픈데 무엇이 문제인가요?

A. 처음에는 문지르기만 해도 됩니다. 시간과 정성을 들여 증상을 천천히 개선시킨다고 생각하세요.

병원 치료를 받아야 할 만큼 건강이 안 좋은 것은 아닌데 웬일인지 종아리를 조금만 자극해도 얼굴을 찡그릴 정도로 아파하는 사람이 있다.

그런 경우는 '젊어서 운동선수 생활을 했는데 지금은 앉아 있는 시간이 길고 스트레스가 많으며 휴일에도 집에서 누워 뒹구는 시간이 많은 타입'이다. 선수 시절에 만들었던 좋은 근육이 쓰일 데가 없어서 그대로 뭉친 채 쇠퇴해 무용지물이 된 것이다.

오랜 세월에 걸쳐 딱딱해진 종아리의 독소는 조급해하지 말고 애정을 담아 서서히 빼도록 한다.

처음에는 PART 1의 '종아리 마사지 방법'에서 '발가락 쥐었다 펴기', '발목 돌리기' 같은 스트레칭이나 '종아리 문지르기', '가볍게 두드리기' 등 간단한 마사지부터 시작하는 것이 좋다.

주무를 때는 손바닥을 사용하는데, 복식호흡으로 숨을 천천히 내쉬면서 느긋하게 누르면 아픔이 훨씬 줄어들 것이다.

> **Q.** 저는 종아리가 두꺼워서 고민인데, 종아리를 가늘게 만드는 운동은 없나요?

A. 가장 손쉬우면서도 효과가 높은 것은 까치발 서기와 까치발 걷기입니다.

최근에는 어느 계절을 막론하고 부츠로 멋을 내는 여성이 많아서인지 가느다란 다리에 대한 욕구가 갈수록 높아지고 있다.

종아리의 굵기를 줄이기 위해서는 근육에 어느 정도 부담을 줄 필요가 있다. 다만 종아리가 아플 정도로 자극을 주는 동작은 금물이다.

그래서 언제 어디에서나 자신의 페이스를 지킬 수 있으면서 효과적으로 종아리를 날씬하게 하는 방법이 있는데 바로 '까치발 서기'와 '까치발 걷기'이다.

방법은 집안일을 하면서 혹은 전철에서 손잡이를 잡은 채, 그리고 산책 중에도 생각날 때마다 까치발로 선다. 그런 다음 걸을 수 있는 상황이면 그대로 까치발로 서서 걷는다. 이때 힘들면 바로 발을 내리고 멈춘다. 그리고 마지막에는 반드시 종아리마사지로 부드럽게 풀어주면 된다.

이 동작들은 새우등 자세로는 불가능하다. 등줄기를 쭉 펴고 균형을 취해야 하기 때문에 부수적으로 몸매 전체가 아름다워지는 효과도 누릴 수 있다.

위 동작들이 익숙해지면 이어서 까치발로 발꿈치를 들었다 내리기, 까치발로 계단 오르내리기, 까치발로 스쿼트하기(허벅지가 무릎과 수평이 될 때까지 앉았다 섰다 하는 동작) 등 목표치를 높여나가는 것도 가능하다. 다만 욕심이 과한 나머지 운동의 강도를 지나치게 높이는 것은 좋지 않다. 근육에 무리가 가지 않을 정도로 적절하게 한다.

여하간 마사지든 운동이든 몸에 무리가 되지 않는 선에서 종아리를 소중히 다루는 마음으로 한다면 평생 건강을 지키는 데 매우 좋은 방법이 될 것이다.

:: 감수자의 말

종아리마사지의 불가사의한 힘

"인연이 또 다른 인연을 만든다."라는 말이 있다. 나와 종아리마사지의 만남이 그랬다.

나는 먼저 자율신경 면역이론을 확립한 니가타대학대학원 의학부 교수인 아보 도오루(安保徹) 박사와 인연을 맺었다. 그로부터 그와 도호쿠대학 의학부 동기생이었던 가토 노부요(加藤信世) 박사와도 인연이 이어졌다.

10여 년 전이었다. 그 다음에는 노부요 박사의 소개로 스태프 두 사람과 함께 이시카와 요이치 박사의 종아리마사지 시술을 처음으로 체험하게 되었다.

우리 세 사람은 이시카와 박사의 마사지를 받고 5분도 채 되지 않아 온몸에 땀을 줄줄 흘릴 정도로 큰 효과를 체험했다. 심지어 지병이던 요통이 그 자리에서 효험을 보여 가벼워진 스태

프도 있었다.

감기를 앓던 의사가 눈앞에서 회복되다

가장 놀라운 것은 네 번째로 시술을 받은 노부요 박사의 변화였다.

그날 노부요 박사는 감기가 너무 심해서 외출은커녕 집에서 누워 있어야 할 정도로 몸이 좋지 않았다. 기침이 심한 데다 열도 나고 음식조차 목으로 잘 넘길 수 없는 상태였기 때문이다. 그러나 이 기회를 놓치면 언제 나에게 이시카와 박사를 소개하게 될지 알 수 없어서 일정을 강행했다고 한다. 우리를 위해 몸이 많이 아픈 상황에서도 힘들게 나온 것이다.

그런데 이시카와 박사에게 종아리마사지를 받은 직후 그토록 심했던 기침이 그 자리에서 멈추었다. 게다가 저녁식사 자리에서도 다 함께 유쾌하게 웃으며 대화를 나눌 정도로 컨디션이 좋아진 데다 음식도 맛있게 먹을 수 있었다. 너무 큰 변화에 당사자는 물론이고 거기 있던 모든 사람이 놀라지 않을 수 없었.

마치 여우에 홀린 것처럼 불가사의했던 일이 어제 일처럼 떠오른다.

며칠 후 노부요 박사로부터 "감기가 완전히 나았어요!"라는, 활기찬 목소리의 전화를 받을 수 있었다.

몇십 년 동안 앓아온 전신 아토피가 2년 반 만에 완치되다

종아리마사지의 위력에 감동한 나는 이시카와 박사의 클리닉에 몇 차례 더 가서 시술을 받았다.

그런데 그곳 진찰실에서 몇 차례 마주친 60대 여성이 있었다. 온몸에 퍼진 아토피성 습진 때문에 몇십 년 동안 고생했는데 종아리마사지를 받고 이제야 습진에서 해방되었다고 말해주었다.

사실 그녀 나름대로는 병원에서 갖은 치료를 다 해보고 좋다는 약도 다 써보았다고 했다. 하지만 좋아지기는커녕 날로 악화되어서 이시카와 박사에게 올 때는 얼굴과 팔, 배, 다리 등이 피가 날 때까지 긁어서 짓무르는 등 온몸이 성한 데가 별로 없는 상태였다. 그런데 놀랍게도 이시카와 박사에게 종아리마사지를 받고 나서 조금씩 개선되었다는 것이다.

그렇게 치료를 받은 지 2년 반 만에 발끝에서부터 두피까지 가렵지 않은 곳이 없던 상태에서 말끔히 개선되었고, 다시 깨끗한 피부를 되찾았다며 기쁨의 눈물을 흘리는 모습을 보았다.

이 이야기들은 모두 사실이다.

종아리마사지는 외과의사로서 미국과 일본에서 활약했던 이시카와 박사에게 메스를 버리게 할 만큼 참으로 가치 있는 건강요법이었다. 지금 생각해도 그때의 감동이 밀려온다.

아내의 무릎통증이 개선되었다

또 다른 예로, 내 아내는 오랫동안 무릎통증 때문에 몸을 바르게 앉지도 못하고 계단조차 오르내릴 수 없는 상태였다. 좋다는 치료를 다 받아봤지만 조금도 나아지지 않았다. 그래서 나는 이시카와 박사에게 배운 종아리마사지를 아내에게 직접 시술해보았다.

처음에는 종아리가 딱딱하게 굳어 있어서 손가락으로만 눌러도 아파했다. 그런데 몇 차례 더 시술했더니 근육이 뭉친 것이 풀리면서 통증도 가벼워지는 것을 확인할 수 있었다.

지금도 나는 일주일에 몇 번씩은 나와 아내의 종아리를 직접 마사지하고 있다. 덕분에 아내는 별 어려움 없이 걷고 있고 정좌로도 앉을 수 있게 되었으며 계단도 오르내릴 수 있게 되었다.

올해 78세를 맞이한 내 종아리는 독자 여러분에게 자랑할 수 있을 만큼 탄력 있고 건강한 상태여서 하루 2만 보 정도는 거뜬하게 걷고 있다.

이시카와 박사의 유지를 이어받다

종아리마사지에 매료된 우리는 이 요법을 좀 더 많은 사람들의 심신 건강을 위해 대중화할 수 없을까 고민했다. 그렇게 해서 나는 이시카와 박사가 공인한 온라인 사이트를 개설했으며 '신심건강당'과 '신심양생원'을 설립해 종아리마사지 강습회를 열고 DVD를 제작하는 등 다양한 활동을 하고 있다.

신심건강당의 원장이자 치료가인 이 책의 저자 마키 다카코 씨는 종아리 건강법에 대한 강한 연구심과 열정으로 환자들의 시술에 최선을 다하고 있다.

이 건강법을 탐구하면서 느낀 점은 아보 도오루 박사의 자율신경 면역이론과 이 책에서 설명한 종아리마사지 이론이 거의 일치한다는 것이다.

이시카와 박사는 평생 현역에서 활동하다가 2009년에 80세로 천수를 다하셨다. 외과의사로서의 커리어를 버리고, 이후 30년 가까이 종아리마사지 요법에 온몸을 다 바친 그 크고 강한 신념에 존경을 금하지 않을 수 없다. 그분의 큰 뜻을 이어받기로 맹세한 나는 지금 큰 사명감을 느끼고 있다.

나는 앞으로도 종아리가 이어준 인연에 감사하는 마음으로 살아갈 것이다.

마지막으로 누구나 언제 어디서든 지속할 수 있는 종아리마사지 건강법이 부디 온 세상에 골고루 퍼져나가기를, 그래서 모든 사람이 건강한 몸과 맑은 정신으로 오래 살 수 있기를 진심으로 기원한다.

신심건강당, 신심양생원 대표 오니키 유타카

건강하게 오래 살려면 종아리를 주물러라

초판 1쇄 발행 2014년 01월 15일
　20쇄 발행 2018년 10월 12일
2판 1쇄 발행 2023년 12월 05일

감수자 오니키 유타카
지은이 마키 다카코
옮긴이 은영미
펴낸이 이종근
편집총괄 은영미 **편집** 이하나 **디자인** 숨

펴낸곳 나라원 **출판등록** 1988. 4. 25(제300-1988-64호)
주소 서울 종로구 종로53길 27. 나라원빌딩 101호 (우. 03105)
전화 02)744-8411 **팩스** 02)745-4399
홈페이지 www.narawon.co.kr
이메일 narawon@narawon.co.kr

ISBN 978-89-7034-293-1 (03320)

- 잘못 만들어진 책은 구입하신 서점에서 교환해드립니다.
- 책값은 뒤표지에 있습니다.